KB236787

뚜뚜
해도
괜찮아

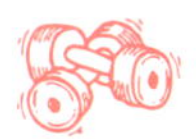
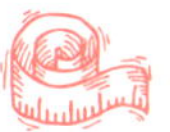

뚱뚱해도 괜찮아

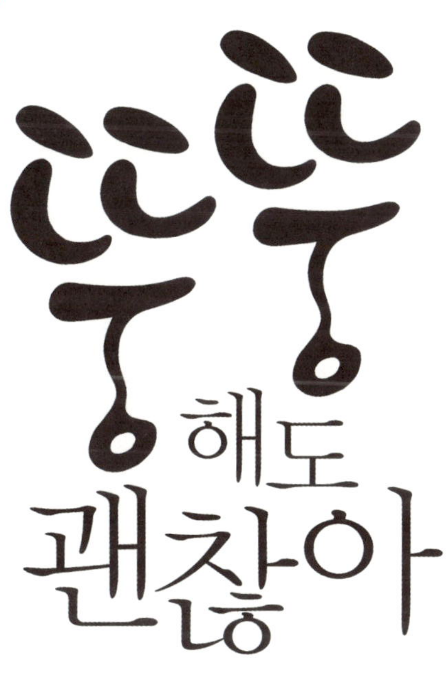
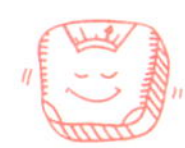
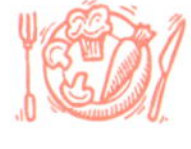
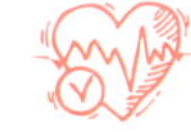
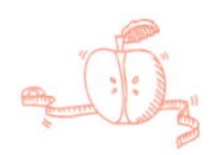

김유현 지음

문예춘추사

사람은 대체 언제 어떻게 뚱뚱해지는 걸까?

아마 사람들은 '자기도 모르게' 조금씩 살이 찌다가 어느새 뚱뚱해졌다고 깨달을 것이다. 하지만 나는 반대였다. 나도 모르게 조금씩 살이 붙은 것은 맞지만 주변사람들에게서 뚱뚱하다는 이야기를 들은 다음부터 본격적으로 살이 쪘다.

나는 잠깐 외국에서 살다가 귀국해서 초등학교에 들어갔다. 문화도 달랐지만 무엇보다 말을 제대로 못해서 적응하는 데 한참이 걸렸다. 혹시라도 따돌림을 당할까 봐 가장 만만한 수단으로 먹을 것을 사용해 친구들을 사귀었다. 용돈은 물론이고 심지어 부모님의 돈도 몰래 가져다가 친구들에게 먹을 것을 사 주기도 했다. 그렇게 사 주면서 같이 먹다 보니 점점 살이 올랐다.

나도 내가 토실토실하고 통통하다는 건 알고 있었지만 심각하다고 생각하지는 않았다. 그러던 어느 날 친척 동생들과 함께 홀아비 놀이를 하다가 한 가지 사실을 자각하게 되었다. 그건 남들과 다른 한 사람을 집어내는 게임이었다. 예를 들어서 안경 쓴 사람이 혼자라면 그 사람이 홀아비가 되는 것이었다. 벌칙도 없이 그저 여자애들끼리 깔깔거리며 재미있게 놀고 있었는데 누군가 나를 향해 "유현 언니 혼자 뚱뚱해!"라고 했다. 지금까지 나를 '뚱뚱'하다고 생각해 본 적은 없어서 "아니야, 난 통통한 거야!"하고 우겨 봤지만 동생들은 입을 모아 "언니가 이 중에서 제일 뚱뚱하잖아!"라고 말했다. 뭐라 반박할 수가 없었다. 악의라고는 전혀 없는 말이었는데도 나는 정말 충격을 받았다. 그래도 상처 받은 티를 내면 그냥 노는 건데 왜 그러냐는 말을 들을 게 뻔해서 괜찮은 척 웃고 넘어갔다.

나는 그때부터 내가 뚱뚱하다고 의식하기 시작했다. 게다가 우리 식구들은 다 마른 편이었는데 나만 통통하다 보니 더욱 뚱뚱하게 느껴졌다.

'난 뚱뚱해, 못났어.'

목욕할 때마다 《박씨부인전》이라는 고전소설을 떠올렸다. 박씨 부인은 똑똑하고 재주도 뛰어났지만 전생의 업으로 인해 못생긴 얼굴을 하고 있었기에 결혼 첫날밤부터 남편에게 무시당한 가련한 여인이었다. 그러다가 드디어 박씨 부인의 업이 다했고, 목욕하면서 못난 탈을 벗어던지고 미녀로 변신하게 되었다. 그 이야기가 뇌리에 강하게 남아 나도 욕조 안에 물을 가득 담아 몸을 불리고 열심히 때를 밀다 보면 그렇게 미녀가 될 수 있지 않을까 하는 말도 안 되는 생각을 했었다. 그런 마법 같은 일이 생기지 않는다는 것은 뻔히 알고 있었지만 그래도 목욕을 할 때

면 내 몸에 덕지덕지 붙어 있는 살점들이 떨어져 나가 모두에게
사랑받는다는 상상을 했다.

　자신이 뚱뚱하다고 느끼면 대부분의 사람들은 어떻게 할
까? 살을 빼기 위해 노력하겠지만 나는 '이미 뚱뚱한 사람'이었
기에 더 이상 내가 어떻게 할 수 없다고 생각했다. '어차피 나는
뚱뚱하니까…'라는 생각에 먹을 것에 더욱 의존하기 시작했다.
가족들이 내 식탐을 막아 보려고 하면 들키지 않게 몰래 먹었다.
세상은 나를 미워해도 음식만은 나를 다정하게 위로해 주는 것
같았다.
　결국 고3 때는 100kg 까지 찍었다. 살이 쪘다고 왕따를 당
하거나 의기소침한 적은 없었지만 시키는 대로 따르는 것이 나
에게는 너무 어려웠다. 엄마가 학원을 등록해놓으면 반 이상 결
석하고, 심지어 학원비를 빼돌려서 만화책 방에 가거나 먹을 거
를 사먹었다. 학교에서도 동아리 활동, 학생회 활동 등의 핑계를
대면서 수업도 많이 빼먹었다. 어차피 착하고 똑똑한 딸은 언니
가 하고 있으니까 나는 열심히 해봐야 소용없다고 생각했다. 공
부를 못 했던 것은 아니었기에 성적표를 받으면 그나마 나도 조
금 똑똑하구나 생각했지만 그전까지는 난 집안의 못난이였다.
부모님이나 언니는 그런 나에게 뭐라고 하기보다는 칭찬과 격려
를 해주려고 했음에도 나 혼자 가족들과 스스로를 비교하고 그
런 칭찬조차 동정으로 느껴버렸다.
　나만 뚱뚱하고, 나만 성실하게 공부도 못하고, 나만 겁도 많

고, 나만 이 집 안의 이방인 같았고 나만 없으면 이 가족이 행복할 거라는 생각을 떨쳐 낼 수가 없었다. 나라는 존재가 이 가족을 어둠으로 몰아넣고 있다고 느꼈다. 소중한 우리 가족이 나 때문에 불행한 것 같아서 내가 이 세상에 없었다면 좋겠다는 생각도 참 많이 했다. 옥상으로 올라갈까, 자동차에 뛰어들어 볼까? 그렇지만 막상 용기는 안 나고. 그런 생각을 하게 만드는 가족이 또 미웠고 가족을 미워하는 나도 싫었다. 그 감정들을 대체 어떻게 풀어야 할지 몰라서 식구들에게, 또 나에게 상처를 입혔다.

'소중한 가족마저 불행하게 만드는 못된 나를 누가 사랑해 주겠어?'

진심으로 그렇게 믿었다. 내가 너무 불쌍했다. 그래서 나는 나라도 나를 사랑해 주기로 마음먹었다. 이 세상의 많은 사람들이 사랑을 전하는 것만큼, 그만큼의 사랑을 나에게 퍼부어 주겠다는 마음으로 내 안의 상처를 달래고 스스로를 다독여 주려고 노력했다.

그런데 이제 와서 생각해 보면 뚱뚱한 나를 싫어하고 미워했던 것은 다른 누구도 아닌 나 자신이었다. 수많은 방법으로 다이어트와 요요를 겪었고, 결국에는 나를 미워하는 마음으로 버티면서 살을 빼기에는 빼야할 체중이 너무 많다는 것도 알게 됐고, 뚱뚱한 것을 증오하는 것이 아니라 뚱뚱해도 나는 참 괜찮고 멋진 사람이라고 생각하면서 나를 소중히 대해주는 법을 배웠다. '아무도 나를 사랑해주지 않을 테니 내가 나를 사랑해주겠어!'에서 '나를 사랑해주자'라고 조금씩 마음이 바뀌었다. 그렇게 나를 사랑하고 내 건강을 챙기면서 과거의 나처럼 자신을 미워하는 사람들에게 기운을 주고 싶은 마음에 블로그 활동을 시작했다.

블로그를 하면서 나의 이야기, 특히 얼마나 마음이 무너져 봤는지에 많은 사람들이 공감을 해 주었고, 또 그런 아픔을 드러내 주어서 고맙다는 이야기를 들었다. 그런 감정을 느끼는 게 혼자가 아니라는 걸 알게 해 주어서 고맙다고.

내가 도움을 줄 수 있는 사람들이 있기에 용기를 내어 '비만을 아는 우리만의 이야기'라는 이름으로 '비우기' 모임을 시작했고, TV 출연도 했다. 지금도 나의 건강을 위해서, 또 과거의 나처럼 힘들어하고 있는 사람들을 위해서 열심히 궁리하고 노력하면서 살고 있다.

부디 나의 이 고백이 몸무게와 다이어트로 인해 상처 받고 있는 사람들에게 조금의 위로가 되기를 소망한다.

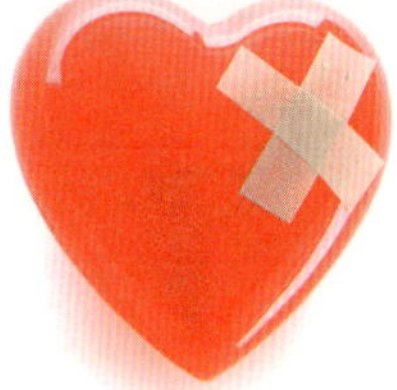

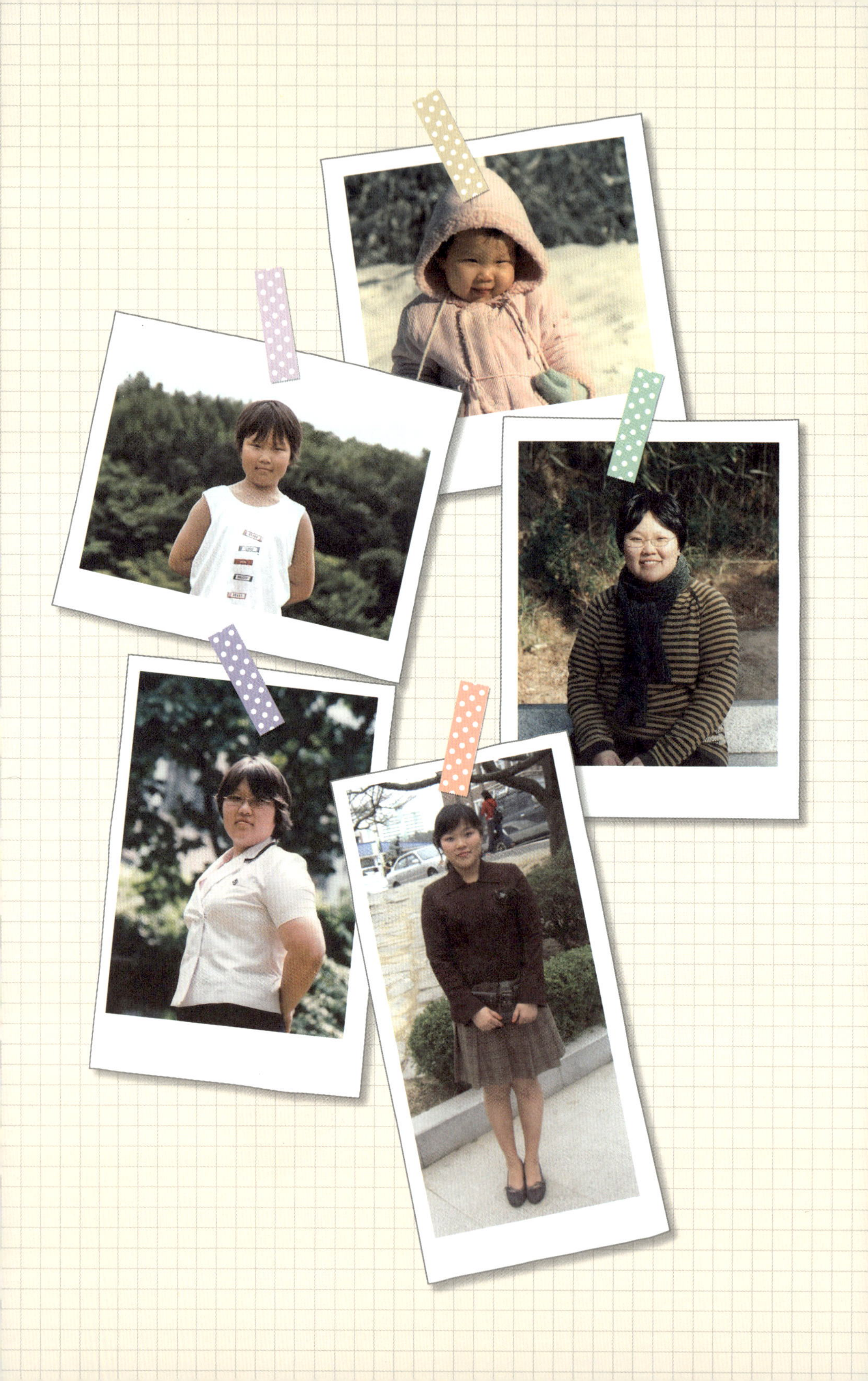

닥터 유현, 다이어트를 결심하다

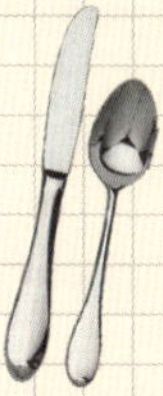

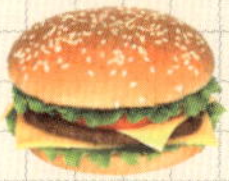

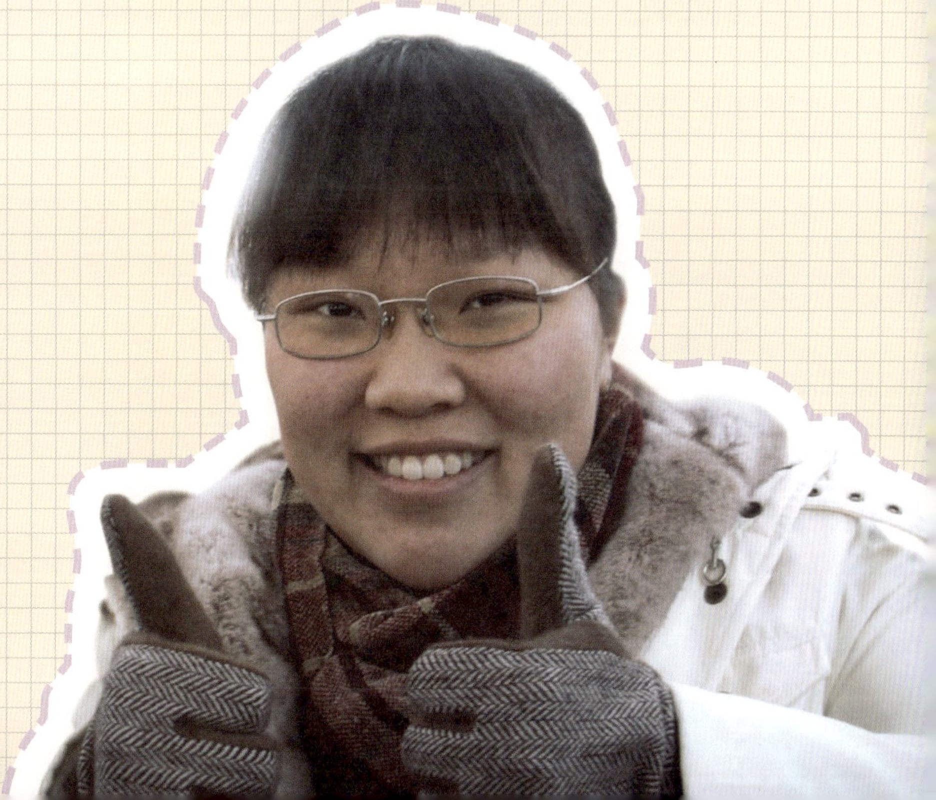

01

교복 그리고
대중교통

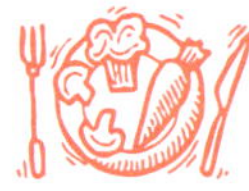

"저희는 큰 사이즈 없어요!"

친절한 건지 뭔지. 매장에 들어서자마자 교복집 아주머니가 큰 소리로 말한다. 벌써 세 번째 교복집이다.

처음에 정신여자고등학교로 배정되었다는 것을 알았을 때, 학교와 교복이 다 예뻐서 무척이나 기뻤다. 내가 그 예쁜 교복을 입는다니 기분이 좋았다. 그런데 사이즈가 없다니?

"그래도 있는 것 중에서 제일 큰 걸로 보여 주세요!"

다른 옷이야 그냥 안 사고, 있는 옷 입고, 정 필요하면 남자 사이즈를 입으면 됐는데 교복은 어쩔 수가 없었다. 엄마가 가지고 오는 옷을 또 입어 봤다. 입어 보니 역시나 꽉 낀다. 팔뚝은 간신히 옷에 쑤셔 넣었지만 팔을 제대로 움직일 수도 없었다.

"올해 저희 상품이 좀 타이트하게 나왔어요. 다른 곳은 품이 크게 나왔으니까 거기 한번 가 보세요."

내가 뚱뚱하니까 그쪽에 가 보라는 소리다. 아주머니가 말씀해 주신 곳은 유명한 교복 브랜드도 아니었다. 그렇지만 교복점을 세 군데나 돌아다니면서 계속 맞지도 않는 옷을 입어보던 나에게는 구원의 손길처럼 여겨졌다. 제발, 이번에는 입고 움직일 수 있는 교복이 있길.

정말 간절한 마음으로 그 교복점에 찾아갔다. 아주머니는 나를 쓰윽 보더니 교복을 꺼내 주었다. 쓰읍. 배를 최대한 집어넣고 옷을 입어 봤다.

'어? 들어간다?! 내 팔이 들어가!!'

아주 따악 맞기는 하지만 아까 입었던 것처럼 피가 안 통하는 느낌은 아니었다. 아싸! 조금 편안한 마음으로 단추를 잠갔는데, 윽, 단추를 잠근 상태로 있으려면 숨을 멈춰야 했다. 아주머니가 거울을 보고 있는 나에게 다가와서 단추를 쓰윽 풀러 줬다.

"괜찮네. 단추야 뭐 안 잠가도 되지!"

그렇게 교복 사냥은 끝이 났다. 이걸로 교복 이야기가 끝났으면 그나마 괜찮았겠지만 그게 다가 아니었다. 고등학교 생활도 당연히 스트레스로 꽉꽉 차 있는데, 그걸 푸는 방법이라곤 여전히 먹는 것밖에 몰랐다. 3년이라는 시간 동안 살은 차곡차곡 내 몸에 쌓여 갔다. 고3 때는 나의 체중 전성기를 맞아 100킬로그램 가까이 나가서 결국 큰 사이즈로 주문해서 맞춰야 했다.

게다가 고등학생이 되어 버스로 통학을 하게 됐는데 나는 정말 대중교통이 싫었다. '나'라는 존재가 남에게 피해를 주는 것 같았다. 내가 버스 2인석에 앉아 있으면 내 옆자리는 가장 마지막에 찼고 심지어 자리가 있을 때도 그냥 서 있는 사람도 있었다. '옆에 아무도 없으면 나야 편하고 좋지.'라고 생각하며 마음을 달랬지만 사실을 정말 부끄러워서 얼굴을 붉힌 채 최대한 몸을 움츠려 의자 한쪽 구석만 차지하려고 노력하곤 했다.

지하철도 마찬가지라 내가 아무리 다리를 모으려고 힘을 줘도 양쪽 사람들과 허벅지가 닿았다. 그러면 양쪽에 앉은 사람들이 나를 슬쩍 보고는 약간씩 옆으로 몸을 당겼다.

'그래 봐야 자리가 넉넉해지지는 않을 텐데.'

가뜩이나 큰 몸인데 조금이라도 공간을 적게 차지하려고 항상 몸에 힘을 줘 앉아 있었다. 그래도 나는 컸다. 내가 앉으면 넉넉하던 지하철 좌석에 여유 공간이 사라져서 사람들은 본의 아니게 나와 체온을 나눠야 했다.

그래도 나는 계속 먹었다. 뚱뚱한 내가 미웠지만 그렇게 먹으며 상처 받은 마음을 위로했다.

02

폭식하는 다양한 방법

폭식은 일정 시간 내에 다른 사람들이 먹을 수 있는 양보다 훨씬 많은 양의 음식을 먹는 것을 말한다. 평소보다 음식을 아주 빨리, 불쾌할 정도로 많이 먹고, 배가 고프지 않아도 많은 양의 음식을 먹고는 자신이 혐오스럽다고 느끼거나 심한 죄책감과 우울증에 빠지기도 한다. 나는 가족들에게 들키지 않도록 방에 숨어서 먹기도 하며 허전한 마음, 미칠 듯한 스트레스, 이 세상에 나 혼자 남은 듯한 외로운 감정을 해결했다.

❶ 편하고 빠르게, 패스트푸드 폭식

패스트푸드는 중·고등학교 주변에 가득했다. 거기에 우리 집 바로 앞에 햄버거집이 생기면서 언제든지 빠르고 간단하게 폭식할 수 있는 여건이 마련되었다. 보통 세트 두 개를 시키거나 무슨 무슨 팩, 아니면 패밀리 팩을 시키기도 했다. 육중한 몸집으로 한 보따리를 싸 가면 괜히 이상한 말을 들을까 봐 친구들이랑 먹는 것처럼 빨대를 여러 개 챙겨가기도 하고, 커팅 칼을 달라고도 했다. 그렇게 여럿이서 먹는다고밖에 생각되지 않는 양을 사서는 혼자 방에 들어가 순식간에 꾸역꾸역 먹어치웠다. 감자튀김도 절대 하나씩 집어 먹지 않고 한 줌 집어서 케첩을 듬뿍 찍어 입 안에 가득 넣었다. 배가 불러서 잘 안 넘어가면 콜라로 밀어 넣었다.

❷ 비슷하면서도 약간은 다른 피자 폭식

제대로 폭식하려면 피자를 주문하고 받을 때까지 집에 혼자 있는 날이 좋다. 그게 안 되면 배달 직전에 전화해 달라고 해서는 식구들 몰래 나가서 받아오기도 했다.

피자 하나로는 만족할 수가 없어서 라지 사이즈 피자 + 오븐치즈 스파게티 혹은 치즈스틱 혹은 윙 등 푸짐하게 시켰다. 그렇게 혼자 먹겠다고 시켜 놓고서도 배달이 오면 스스로가 부끄러워 괜히 TV 소리를 키우거나 집 안에 또 누가 있는 것처럼 어색한 연기를 했다.

피자를 받으면 방으로 들어가 문을 잠그고 피자에 사이드 메뉴까지 남김없이 먹었다. 늘 끝을 봤고 배가 불러서 찢어질 것 같아도 입 안으로 구겨 넣었다. 치킨도 마찬가지였다. 1인 1닭이야 가벼웠고, 사이드 메뉴까지 시켜서 잘 먹었다.

❸ 야밤에 잠옷 바람으로 뛰쳐나가 편의점 폭식!

여러 가지 생각과 스트레스로 잠을 못 이루다 보면 지금 당장 뭘 먹어야만 할 것 같은 느낌이 몰려든다. 그러면 바로 코앞에 있는 편의점에 달려갔다. 그 덩치에 잠옷만 입고 편의점에서 꾸역꾸역 먹기에는 너무 부끄러워서 보통 온갖 것을 골라 한 봉지 가득, 가끔은 두 봉지 가득 사서 방으로 들어왔다.

'지금은 주먹밥이랑 과자 한 두 봉지만 먹자. 내일 아침에 컵라면 하나 먹고, 저녁 때 스파게티 하나 먹고. 중간 중간엔 초콜릿을 먹어야지.'

이렇게 새벽 3~4시가 다 됐는데 먹을 걸 잔뜩 사와서 혼자 방에 앉아 과자 봉지를 뜯어 입에 넣는 순간, 자신에 대한 미움, 죄책감, 짜증이 밀려오면서 아예 나를 놓아 버리게 된다.

'미치지 않고서야 이렇게 먹을 리가 없지. 2~3일 동안 먹겠다고 해 놓고, 이 바보 같은 지지배!'

자기를 엄청 몰아붙이면서도 결국에는 잔뜩 사온 음식을 하나도 남김없이 다 뜯어 먹었다.

❹ 학창시절의 추억, 분식 폭식

분식을 먹는데 어떻게 1인분으로 끝내겠는가! 보통 먹으려면 떡볶이 1인분, 순대 1인분, 떡볶이 국물에 묻힌 튀김 1인분은 기본이고 여기에 어묵까지 바리바리 싸들고 가서 다 먹어야 했다. 그럴 때도 다른 사람들과 같이 먹을 것처럼 젓가락을 서너 개씩 챙겼다.

❺ 언제나 편안한 집밥 폭식

나는 심플한 집밥도 굉장히 좋아한다. 맨밥에 간장 하나만 있어도 김만 곁들이면 몇 그릇이고 계속 먹었다. 즉석 밥을 데워서 계란밥을 하나 만들어 먹는다. 가만히 있다가 조금 부족한 것 같아서 하나를 더 데우려다가 먹은 김에 더 먹자는 생각에 두 개를 한꺼번에 데워서 또 먹었다. 보통 한자리에서 즉석 밥 3~4개를 먹었고, 김은 큰 봉으로 한두 개 정도를 해치웠다.

❻ 문화생활과 함께하는 팝콘 폭식

혼자서 영화관에 가더라도 팝콘은 필수! 게다가 라지 콤보를 시켜서 다 먹었다. 영화는 반도 안 지나갔는데 팝콘 상자가 텅 비어 버릴 때면 정말 슬펐다. 심지어 음료수 두 개를 양손에 들고 라지 사이즈 팝콘은 양 팔꿈치로 잡고 겨우 겨우 들어가 앉아서는 모조리 입 안에 털어 넣기도 했다.

❼ 또 다른 폭식 방법

배달 음식을 시킬 때는 절대 1인분을 시키지 않고 2~3인분을 시켜서 먹었다. 중국집에서는 쟁반 짜장 2인분에 탕수육 세트였고, 일식집에서는 돈가스 정식에 카레나 모밀을 추가로 시켰다. 김밥집에서 시켜먹을 때도 볶음밥이나 덮밥 같은 밥 종류 하나에 국물 종류 하나, 이런 식으로 꼭 더 시켜서 먹었다.

03

대학가면
살이 빠지……기는 무슨!

고등학교 3학년 때 체중의 최고점을 찍으면서도 대학 가면 빠진다고 해서 마음을 놓고 있었다. 다들 노력해서 빼는 거였는데 나는 정말로 대학만 가면 살이 알아서 빠지는 줄 알았다. 그리고 지금까지 여중, 여고를 나왔기에 대학교에서 남자들과 어울리다 보면 좀 더 여성스러워지고 살 뺄 마음도 들 거라고 내심 기대했었다. 정말 어마어마한 착각을 했던 거다.

술 마시고, 먹고, 또 마시고, 모임에 모임이 이어지면서 살이 빠질 틈이 없었다. 거기에 여성스러워지기는커녕 진짜 사나이답다는 평까지 들으면서 남자들과 거의 동성 친구처럼 지냈다. 살 쪘다고 사람들이 멀리하고 피했다면 정신 차리고 뺐을 수도 있는데 착한 사람들밖에 없어서 그랬는지 무리 없이 학교생활을 했다. 아니, 무리 없는 정도가 아니라 참 잘 지냈다. 문과에서 교차지원을 해서 의예과 공부를 따라가기 조금 힘겨웠는데 주변에서 정말 열심히 도와줘서 성적도 잘 나왔다. 동아리 회장이 돼서 전시회에 없던 동아리 MT도 만들어 내서 좋은 추억도 많이 만들었다.

그렇지만 마지막 희망은 이루어지지 않았다. 만화처럼 짝사랑하는 상대가 생겨서 그 사람 마음에 들기 위해서 살을 뺄 마음이 드는 것! 당연히 그런 일은 없었다. 6년 동안 대학 생활을 하면서 제대로 된 짝사랑 한번 못했다. 그때에는 내가 눈이 높거나 취향이 특이해서라고 생각했는데 그게 아니었다. '나같이 못난 사람을 사랑해 줄 사람은 아무도 없어.'라고 믿고 있었기에 나 자신이 상처 받지 않도록, 어떠한 감정도 발전하지 않도록 미리 미리 차단해버렸던 거다. 그린라이트를 눈앞에 들이댔더라도 뚱뚱한 나 따위에게 그런 일이 생길 리가 없다며 모르는 척했을 것이다.

사람들이랑 잘 지내면서도 내 마음 제일 깊은 곳에서는 '나는 뚱뚱한데……, 나는 못났는데……'라고 생각하고 있었다. 대체 이런 나와 왜 친하게 지내고 잘 대해 주는지 이해할 수 없었다.

04

비만인이
의대 공부를 하다

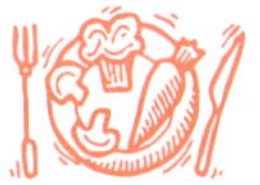 '위 질병의 위험 인자를 나열하시오.'

의대를 다니면서 꽤나 흔하게 접했던 시험 문제 형식이다. 전날 열심히 공부했는데도 하나도 기억이 나지 않으면 일단 '비만Obesity'을 적어 놨다. 왜냐하면 정말 대부분 질환의 위험인자가 비만이었으니 말이다. 그만큼 의과대학 수업에서는 하루에 한 번 이상은 꼭 비만이 언급되었다. 특히 내과 수업시간에는 매 시간마다 비만과 비만으로 생기는 문제들을 들어야 했다.

학교생활을 하면서 언제나 아무렇지 않은 듯 '그래, 나 뚱뚱하다. 그런데 그쪽이 뭐 보태 준 거 있냐!'라는 태도로 일관했지만 마음속에서는 열등감과 피해의식이 가득 차 있었다. 누구보다도 내가 내 모습에 신경 쓰고 있었던 것이다. 그래서 수업시간에 비만 진단 기준이나 치료, 혹은 비만으로 인해 생길 수 있는 문제를 이야기할 때마다 어디론가 도망가고 싶었다. 평소에 맨 앞줄이나 두 번째 줄에서 수업을 들었는데 비만 이야기가 나오면 사람들이 다 나를 보고 내 이야기를 하고 있을 것만 같아 뒤통수가 뜨거웠다.

하루는 정신과 교수님이 수업하시다가 앞줄 학생들에게 이런 걸 물어보셨다.

"학생들은 언제 행복해요?"

나는 당당하게 외쳤다.

"맛있는 걸 먹을 때 제일 행복해요!"

당연히 다들 웃음이 터졌다. 티는 내지 않았지만 속으로는 살을 빼지 못하는 내가 원망스러웠다.

병원 실습을 돌면서는 나 혼자 상처 받을 일이 더 많아졌다. 나 같은 뚱뚱한 사람들을 대하는 의사들의 태도 때문에 그랬다. 뚱뚱하면 어디가 아파서 병원에 와도, 환자가 무슨 이야기를 해도 모든 문제는 살에서 비롯되었다고 생각했다. 무릎이 아파도, 허리가 아파도, 속이 안 좋아서 병원에 가도 전부 살이 쪄서 그렇다는 간단한 답으로 끝났고, 감기로 병원을 찾은 환자에게도 살을 빼라는 이야기를 했다. 물론 살을 빼는 것이 환자의 건강에 중요하고 또 대부분의 증상들이 살 때문인 것도 맞기는 한데, 어디가 아파도 매번 똑같은 잔소리를 듣다 보면 병원과 의사를 멀리하게 될 것 같았다. 굳이 의사가 말해 주지 않아도 내 체중이 나를 짓누르고 있다는 건 충분히 알고 있는데 말이다.

아, 수술할 때도 그랬다. 비만이 고지혈증, 당뇨, 고혈압 등 여러 질환들을 일으킨다는 사실은 배우기 전에도 대충 알고는 있었는데 수술 받는 것도 훨씬 복잡해질 줄은 몰랐다. 수술하기 전부터 훨씬 더 많은 검사를 받아야 하고, 수술했을 때 문제가 생길 가능성도 더 높았다. 무엇보다도 수술하는 의사들이 뚱뚱한 환자를 참 싫어했다. 환자가 뚱뚱하면 지방이 두터워서 그만큼 수술 부위의 시야를 확보하기 어렵고, 피부를 뚫을 때나 꿰맬 때도 시간이 배로 걸리기 때문이다. 그렇게 시간을 더 들여도 상처가 잘 아물지 않는다. 거기에 수술을 마치고 환자를 수술대에서 이동식 베드로 옮겨야 할 때도 체중이 많이 나가면 그만큼 더 힘들다. 그래서 수술 파트 교수님들 중에서는 살이 찐 학생이나 인턴, 레지던트들까지 싫어하는 분들도 계셨다.

병원 안에서 뚱뚱한 사람은 자기관리를 못한 죄인, 스스로 질병을 자초한 어리석은 사람으로 여겨졌다. 바깥세상에서보다 더 심했다. 무슨 증상만 이야기해도 "살쪄서 그래요!"라는 비수가 날아오니까 어디가 아프다는 말도 함부로 못했다. 나 역시 원래부터 병원 가는 것을 좋아하진 않았지만 의대를 다니면서 더욱 가기 싫어졌다.

05

Good Bye~
'여자'

여중, 여고를 다니기도 했고 나는 어차피 뚱뚱하니까, 라는 생각에 아주 오래전부터 내 안의 여자를 버리기 시작했다.

'어차피 여자는 약하고, 의존적이고, 내숭 떨고, 질투하고, 뒷얘기 많이 하잖아. 됐어.'

아무래도 나는 여자다움이라는 특성을 내가 가질 수 없다고 생각해서 더 부정적으로 생각했던 것 같다. 이솝우화에서, 여우가 담 너머에 있는 포도를 먹으려고 손을 뻗었는데 손에 안 닿으니까 '에이, 저 포도는 신포도야. 그만두자!'라고 생각했던 것처럼 말이다.

내가 어느 정도로 여자와 멀어졌느냐면, 고등학교 다닐 때

아빠가 바리캉으로 머리를 잘라 주셨을 정도다! 빡빡 밀지는 않고 짧은 커트 머리 정도로 깎았는데 귀찮아서 그냥 아빠한테 잘라 달라고 했다. 그리고 미용실에 가는 걸 싫어하기도 했고. 가운을 덮으면 목이 너무 꽉 조였고, 수건으로 목을 감으려고 해도 끝이 묶이지 않아서 고무줄로 겨우겨우 묶은 적도 있었다. 그리고 가운을 입은 채로 거울을 보면 터질 것 같은 얼굴이 둥그렇게 보여서 별로였다.

내가 나를 여자로 안 보고 뚱뚱하기까지 했으니까 남들도 자연스럽게, 여자보다는 오히려 남자에 가까운 인간으로 보게 되었다. 그렇게 외모도 행동도 생각도 내가 생각하는 여자와는 가능한 멀어지려고 했다.

그렇게 남자처럼 대학생활을 하니 나름대로 장점도 있었다. 술을 열심히 퍼먹기도 하고, 이것저것 나서서 힘도 쓰고 일을 벌이기도 했다. 언니들이나 여자 친구들이 여성성이 부족한 나를 많이 챙겨 주는 것도 좋았다. 견제의 대상보다는 곰돌이처럼 귀여움을 받았다고나 할까?

그러다 보니 '뚱뚱하다'는 이야기에 별 반응을 하지 않게 되었다. 여자가 뚱뚱한 거랑 남자가 뚱뚱한 거랑 느낌이 다르지 않은가? 나를 설명하려면 '05학번에 뚱뚱한 여자애'라고 하면 되는 것에도 무덤덤해졌다. 한번은 친한 동기가 술 마시고 진지하게 이렇게 말하기도 했다.

"남자애들은 진짜로 너 뚱뚱한 거 가지고 욕 해. 그러니까 살 좀 빼자."

그래도 웃고 넘겼다.

"여자의 적은 여자야! 누나들이 주는 거 다 받아먹지 말라고!"

이런 말을 들었을 때도 대수롭지 않게 넘겼고.

괜찮은 척, 아무렇지 않은 척할 수밖에 없었다. 사실 나름대로 마음 독하게 먹고 다이어트한 다음에 금방 다시 살이 찐 거였으니까. "살 빼려고 해 봤자 안 된다고!!" 하면서 내가 부족하다는 것을 인정하기보다는 "에이, 안 빼도 잘 지내고 있어. 괜찮아!"라고 말하는 게 더 쉬웠다.

06

다이어트 실패 실패 실패,
체중은 UP UP UP

스스로 상처 주고 싶지 않아서 '뚱뚱하다'는 말을 들어도 괜찮은 척했지만, 내심 20대에 한번쯤은 날씬……까지는 아니어도 뚱뚱하지는 않은 상태로 있고 싶었다. 그래서 이런저런 다이어트를 많이 시도해 봤다.

❶ 덴마크 다이어트

덴마크 국립병원에서 한다는 루머를 달고 다니는 다이어트 방법인데 굶는 것도 아니고 삶은 달걀도 좋아하는 편이라 방학 때 도전해 봤다. 부모님은 육중한 몸에서 탈피해 보겠다는 막내 딸의 도전을 반기며 값도 비싼 자몽을 열심히 사다 주셨다.

그렇게 1주일 반을 버텼다. 기운이 없어지고, 어지러웠지만 방학이라 아무것도 안하고 누워만 있을 수 있었다. 누워서 만화나 미드나 보고 식단 챙겨먹고 또 눕고……. 그래도 살이 빠지긴 했다. 거의 2주 만에 10킬로그램 가량 빠졌다. 문제는 그동안 먹을 것을 꾸욱 참았던 탓에 그 다음부터 더 많이 먹게 되었다는 점이다. 그렇게 몸을 망가뜨려 가면서 뺐던 몸무게는 개강하고 한 달쯤 지나자 다시 회복되고 말았다. 그 외에도 원 푸드 다이어트, 고구마 다이어트도 틈틈이 해 봤지만, 잠깐 몇 킬로그램 정도 줄어 있다가 다시 불어 버렸다.

❷ 리덕틸 & 카복시 & 엔더몰로지 콤비네이션 (병원의 도움)

역시 혼자서는 안 되는 건가 싶어서 본과 2학년 때 병원, 즉 의학의 도움을 받아 보기로 했다. 가정의학과를 찾아가서 식욕 억제제인 리덕틸 처방과 함께 10회의 카복시 주사 & 엔더몰로지 기구 치료를 시작했다.

그렇게 치료를 시작하면 나는 아무것도 안 해도 되는 줄 알았다. 식욕이 줄어들 테니 그만큼 먹고 싶으면 먹어도 된다고 생각했고, 1주일에 한 번이지만 주사도 맞고 기계로 이것저것 하니까 가만히 있으면 살이 빠질 줄 알았다. 그런데 주사나 기구는 아픈 것에 비해 효과가 있는지 알 수가 없었다. 그리고 병원에 가면 체중과 허리둘레를 재서 가기가 싫어졌다. 게다가 치료해 주는 분들이 날씬을 넘어서 빼빼 마른 분들이라 더 싫었다.

"운동 잘 하고 있어요?"

"식사 조절 잘 하고 있죠?"

이런 질문을 듣기만 해도 기분이 상했다. 저렇게 뚱뚱하면서 운동도 제대로 안 하는 나를 참 못났다고 생각하는 것 같았다. 나를 공감하며 응원하는 듯한 뻔한 멘트들도 거북했다. 물론 비만 치료를 한다는 의료진들이 뚱뚱하면 그것도 신뢰가 안 갔겠지만……. 머리로는 알지만 병원에 갈 때마다 마음이 너무 불편했다.

결국 병원에 가서 받아야 하는 치료는 중단해 버리고 식욕 억제제인 리덕틸만 처방받아서 먹었다. 먹는 동안에 간혹 심장 박동이 빨라지고 가슴이 약간 아픈 느낌이 들었다. 잠을 자기도 힘들었다. 그 약을 먹으면 생길 수 있는 부작용이라는 것은 알고 있었다. 하지만 왠지 약을 안 먹으면 살이 어마어마하게 붙을 것 같아서 끊을 수가 없었다. 사실 약을 먹어도 살이 많이 빠지는 것도 아니었는데 말이다.

그러다가 심장내과 수업시간 때 일이 터졌다. 심장이 쿵쿵 뛰는 것이 느껴지는가 싶더니 온몸이 쿵쿵 울리기 시작했다. 식은땀도 흘렀다.

'방금 전에 심장 질환 중에서 식은땀이 나는 건 정말 응급상황일 때라고 배웠는데…….'

수업이 끝날 때까지 버티다가 쉬는 시간에 교수님께 여쭤봤다. 절묘하게도 그때 거의 쓰러지다시피 해서 나는 곧장 옆에 있는 응급실로 실려 갔다. 다행히 큰 이상은 없었지만 약은 끊어야 했다.

❸ 한방 입원 치료

양의학으로 안 되었으니 이번에는 한의학을 따라 보기로 했다. 본과 3학년 여름. 부모님께 정말 마지막 다이어트라고 설득해서 서울의 유명한 한의원에 3주 정도 입원했다.

간장 종지보다도 작은 밥그릇에 정말 맛없는 저염식이었다. 그마저도 한 끼를 제외하고는 선식을 먹었다. 운동할 수 있는 공간이 있었지만 그걸 먹으면서 운동까지 같이 할 수 있는 사람은 거의 없었다. 그냥 주는 약 먹고, 선식 먹고, 밥 먹고, 선식 먹고, 자고, 중간 중간 침 맞고, 마사지도 받는 게 전부였다.

운동은 거의 안 했지만 거의 먹지도 않으면서 3주를 버티니 살은 빠졌다. 90킬로그램 초반에서 70킬로그램 초반까지 내려간 것이다! 그런데 체중도 줄고 사이즈도 줄었는데 이상하게도 몸은 점점 무거워졌다. 머리가 멍하고, 아무것도 하기 싫어지고, 기운이 쫙쫙 빠졌다. 한의원에서는 60킬로그램대까지 낮춰야 요요가 없다면서 3주 더 있기를 권유했지만 이러다가는 진짜 쓰러질 것 같아서 그만 나왔다.

'그래도 70킬로그램대 초반이라니 대체 얼마 만이야?? 중학교 때 이후로 처음인가?'

정말 기뻤지만 그렇게 안 먹고 만든 체중은 오래 버티지 못했다. 심지어 그 이후로 폭식을 한 것도 아니고 일반식을 하는데도 체중이 다시 올랐고 '역시 나는 안 되는구나.' 하고 포기하게 되었다. 한약을 먹으면 기초대사량을 올려서 일반식을 먹어도 살이 안 찔 거라고 했는데 그런 마법 같은 빙법은 없었다.

❹ 러닝머신, 지압식 훌라후프, 덤벨, 모래주머니, 여러 운동 영상들

나는 초등학교 때부터 각종 드라마를 다 챙겨 볼 정도로 TV를 사랑했다. 부모님은 그런 나를 조금이라도 더 움직이도록 만들기 위해서 온갖 운동기구를 다 사 주셨다. 나도 방학이 시작될 때나 새해 때면 의욕으로 가득 차서 이것저것 사 달라고 했지만 결과는 처참했다.

열 번도 쓰지 않았는데 어느 새 빨래걸이가 되어 버린 러닝머신이여, 안녕. 지압 훌라후프는 보통 10분 정도 TV 보면서 돌리다가 드라마 주요 장면을 집중해서 보기 위해 멈춰 버리곤 했다. 덤벨이며 복근 운동기구도 사 놓고는 일주일 정도 대충 까닥이다가 말았다. 더 효과적으로 운동하겠다며 모래주머니도 샀다. 유명한 만화인 〈드래곤볼〉이나 〈테니스의 왕자〉 같은 걸 보면 캐릭터들이 손목이며 발목에 모래주머니를 차고 단련하지 않던가! 그 모습을 떠올리면서 샀는데 몇 번 차고 나갔다가 관절에 무리만 가고 끝났다. 사실 이미 체중만으로도 내 관절은 삐걱삐걱 대고 있었는데 거기에 더 무게를 실어 운동한다는 게 바보 같은 짓이었다.

아, 운동 동영상 같은 것도 열심히 받았다. '봤다'가 아니라 그냥 받아 놨다. 따라한답시고 틀어 본 적도 있는데 한 번 이상 하지는 않았다.

여러 가지 운동을 시도만 하고 끝낸 이유야 다양했지만 운동 효과를 너무 기대한 게 문제였다. 워낙 운동을 안 한 몸이다 보니 운동을 시작하기만 하면 살이 쑥쑥 빠질 거라고 생각했고 생각보다 반응이 없자 '역시 난 안 돼…….'라며 포기하고 말았다.

❺ 졸업 사진을 위한 다이어트!

그래도 일생에 한 번 있는 대학 졸업 사진인지라 조금이라도 더 예쁘게 나왔으면 하는 마음에 이번에는 진짜 운동에 식이요법까지 빡세게 한번 해 보기로 결심했다.

졸업 사진 찍기 3주 전에 정말 독한 마음을 품고 다이어트를 시작했다. 내과 실습과 외과 실습을 도는 중이어서 안 그래도 힘들었지만 헬스장에 등록해서 짬날 때마다 운동했다. 하루에 두세 번은 갔다. 아침에 일어나서도 가고, 점심시간에도 짬이 나면 가고, 저녁 먹기 전에 갔다가, 공부 조금 하다가 밤에도 가고……. 근력 운동이며 유산소 운동도 엄청 했다. 러닝머신에 올랐다 하면 한 시간 이상 하고 내려왔다. 100분을 채워서 타이머가 00:00으로 돌아가는 것도 볼 정도였다.

그러면서 밥은 거의 안 먹고 체중조절용 바, 과자 조금, 우유처럼 정말 건강하지 않은 초저열량 식단을 먹으면서 버텼다.

점점 피로는 쌓여 갔지만 체중이 줄어드는 것이 느껴졌고, 조금만 더 버티면 된다는 생각에 이를 악물었다. 헬스장에 가서 자주 마주치는 아주머니들이 살이 엄청 빠졌으니 열심히 하라며 격려해 줄 정도로 체중이 내려가는 것이 눈에 보였다.

결국 4주 동안 15킬로그램 정도를 감량해서 70킬로그램대를 만들고 졸업 사진을 찍을 때 입을 옷을 사러 친구들과 함께

명동으로 나섰다. 그런데…… 그렇게 살을 뺐지만 여전히 백화점에는 나한테 맞는 옷이 몇 벌 없었다. 마음에 드는 디자인은 꽤 있었지만 대부분 66 사이즈까지만 나와 있었다.

"저기, 사이즈 좀 큰 거 있어요?"

간혹 77사이즈를 찾아 피팅룸에 들어가서 끙끙대면서 입어봐도 마음에 들지 않았다. 보기에 예뻤던 옷도 내 덩치에 큰 사이즈로 걸치면 그 느낌이 살지 않았다. 결국 친구들은 마음에 드는 옷을 하나씩 집어 들었지만 나는 빈손인 데다 부끄러움과 자학으로 우울하고 잔뜩 지친 상태로 돌아올 수밖에 없었다.

그래도 평상복을 입고 졸업 사진을 찍을 수는 없었기에 엄마와 함께 다시 백화점을 갔는데 '아무 거나 입지 뭐…'라고 포기한 나와 달리 엄마는 나한테 딱 맞으면서도 꽤나 예쁜 원피스를 찾아냈다! 그래서 졸업 사진은 제법 만족스럽게 찍을 수 있었다.

그때만 해도 졸업 사진을 찍고 나서도 꾸준히 운동할 생각이었는데 막상 사진을 찍고 나니 열심히 가던 운동을 하루 이틀씩 빠지게 되었다. 하루에도 두 번씩 갔었는데 일주일에 두 번도 안 가게 된 것이다. 3개월 이용권을 끊어 놨는데 한 달도 채 안 다녔다. 거기에 운동을 그만두니까 '에라, 모르겠다!' 하면서 더 먹기 시작했다. 게다가 이제는 의사 국가고시를 준비해야 했다. 공부를 하려면 나에게 간식은 필수였기에 체중은 금방 원상 복귀되었다.

07

과연 뚱뚱한 나를
사람들이 좋아해 줄까?

6년의 대학 생활 동안 체지방이라는 짐을 덜어내지 못한 것만 빼면 열심히 놀고, 집중해서 공부하고, 좋은 추억과 소중한 인연들을 많이 만든 시간이었다.

그런데 의사 국가고시가 다가오면서 진로에 대한 고민이 시작되었다. 환자가 많고 더 다양한 경험을 할 수 있는 큰 병원으로 지원해 보라는 권유도 많이 받았지만 지금까지 쌓아 온 동기들, 선후배, 교수님들과의 관계가 너무 아깝다고 생각이 들었고 큰 병원에 가 보고 싶은 욕심도 있었지만 자신이 없었다. 각 병원의 교육수련부에서 내 성적이면 걱정 안 해도 된다는 대답을 들어 놓고서도 왜 이렇게 내가 겁을 내는지 처음에는 이해가 안 갔다.

'떨어질까 봐 걱정하는 건 아닌데, 왜 이렇게 자신이 없지?'

내 머릿속을 뒤지다가 깊숙하게 눌러 두었던 나의 진심을 깨달아 버렸다. 항상 나를 괴롭혔던 생각이 문제였다.

'이렇게 뚱뚱하고 못난 나를 좋아해 줄 사람은 없어.'

나를 6년 동안 알아 온 우리 학교 사람들하고가 아니라면 나는 새로운 곳에서 새로운 사람들과 잘 지낼 수 없을 것 같았다.

아, 이렇게 스스로에 대해 자신이 없었구나. 콤플렉스에 시달리고, 한편으로는 콤플렉스에 시달리는 내가 싫어서 혼자 계속 구멍 안으로 파고들었다.

'그냥 이대로 갈까? 나갈까? 나가서 왕따가 되더라도 해 볼까?'

결국 나는 친한 친구들 몇 명과 함께 외부병원인 아산병원에 지원했다. 그래도 혼자보다는 낫겠지 위안하면서. 발표 날, 다행히 함께 지원한 친구들도 다 같이 합격했다! 기쁜 마음이 왈칵 올라오면서도 그 안쪽에서는 정말 새로운 사람들을 만나게 됐다는 압박이 생겨났다. 마음 깊은 곳에서 '너, 뚱뚱한데 괜찮겠어? 아무도 널 좋아해 주지 않을 텐데?'라는 속삭임이 들렸다. 오리엔테이션이 다가오면 다가올수록 더 초조해졌다.

'에라이! 계속 이렇게 살아왔는데 이제 와서 어쩌겠어?! 그냥 재미있게 놀고 올 테다!'

내가 마음을 열고 있어서 그랬는지 걱정했던 것과 달리 사람들과 잘 어울렸고 게임에도 열심히 참여했다. 장기자랑으로 무대에 올라가 노래를 불러서 상품으로 자전거까지 받았다.

'어라, 난 못나고 뚱뚱한데 왜 잘 지낼 수 있는 거지? 여기서는 딱히 성적이 좋은 것도 아니고, 다들 똑같은 의사인데…… 뭐지?'

이상하고 신기했다. 대학 때나 지금이나 체중은 거의 비슷했다. 옛날에는 뚱뚱한 내가 있을 자리가 없다고 생각하고 주눅들었는데 지금은 그렇지는 않아서일까? 예전에는 뚱뚱한 내가 말을 걸면 싫어할 거라고 생각해서 조심스러웠는데, 그런 걱정을 뒤로 하고 내가 먼저 다가가서 이렇게 달라진 건가?

외모가 변하지는 않았지만 내 태도와 마음가짐이 달라졌구나! 외모가 전부라고 생각하고 사람을 어려워하고 피하던 나였기에 어느 순간에 겉모습을 진짜 전부라고 착각하고 있었구나. 물론 예쁘고 날씬하면 살기엔 더 편할 것이다. 그렇지만 그저 그런 외모로도 이렇게 첫 만남에서 좋은 인상을 줄 수 있었다니 놀라웠다.

남다른 체중 덕에 좋은 점도 있었다. 체중이 많이 나가는 만큼 나는 어디를 가도 눈에 띄었다. 대학교 다닐 때도 '05학번의 뚱뚱한 여자'라고 하면 다 알았던 것처럼 인턴 때도 마찬가지였다. 수술복, 수술모자에 마스크까지 쓰더라도 누구나 나를 알아봤고 나는 그 상황을 기회로 받아들였다. 내가 눈에 띄는 만큼 더 열심히 하는 것도 잘 보일 테니까.

덩치가 있는 만큼 굼떠 보이지 않기 위해서 더 빠릿빠릿하게 움직였다. 어렸을 때처럼 누가 나를 싫어하게 될까봐 싫은 소리도, 거절도 못하지는 않았다. 내가 여력이 되고 도와줄 수 있는 부분이라면 최선을 다해 도왔다. 그렇게 한 덕인지 같이 일하는 인턴 동기들, 간호사들, 전공의 선생님들도 나를 꽤 좋게 기억해주셨고 아주 솔직하게 이야기 해 주는 간호사도 있었다.

"처음엔 쌤이 체격 때문에 둔할 줄 알았는데 정말 잽싸신 것 같아요."

까놓고 말해서 뚱뚱하면 시야에서 차지하는 범위가 넓으니 저절로 눈에 들어올 수밖에 없다. 예전에는 그래서 더 주춤거렸다. 잘못하면 확 튀어버릴 테니까. 그런데 눈에 띄는 것을 최대한 이용해보기로 마음을 먹었더니 이렇게 다른 결과가 나왔다. 물론 그만큼 더 열심히 한 것은 사실이지만, 세상에 열심히 해도 아무도 몰라주는 사람이 얼마나 많은데! 좋았어!!

08

80, 90, 100!!

내가 뚱뚱해도 제법 괜찮은 사람이라는 생각은 할 수 있었지만, 인턴 생활을 하면서 살찌는 것까지 막지는 못했다. 일단 대학병원 인턴으로 지내면서 식사를 규칙적으로 하기 어려워서 먹을 수 있을 때 과하게 먹었고, 회식에서나 동기들 모임에서도 열심히 먹고 마시느라 바빴다.

그리고 음료수를 정말 많이 마셨다. 환자들이나 간호사님들이 주기도 했지만 내가 사서 마신 양도 어마어마했다. 원래 카페에 가서 쉬는 것을 좋아했는데 인턴 때는 시간 내기가 쉽지 않았다. 그 대신 병원 안에 있는 카페에서 음료수를 사 마시면서 그 순간만큼은, 이 음료수를 다 마실 때까지는 쉬는 시간이라고 생각하게 되었다. 그렇게 휴식이라는 핑계로 카페를 찾다 보니 하루에 음료수만으로도 800~1000칼로리쯤 섭취하게 되었다. 이렇게 먹고 마시니 업무가 힘든 과를 돌 때는 그나마 체중이 유지되었지만 조금이라도 편한 과를 돌면 체중이 꾸역꾸역 올라갔다.

100킬로그램 달성을 정말 엄청난 일이라고 생각했는데 막상 현실이 되니 그렇지도 않았다. 어차피 일반 가게에서 옷을 못 사는 건 마찬가지라서, 80킬로그램을 넘어섰을 때나 100킬로그램이 됐을 때나 별 차이도 없었다. 그냥 빅 사이즈에서 한 사이즈 작은 걸 주문하느냐, 더 큰 걸 주문하느냐의 차이였다. 80킬로그램이라고 해서 날씬한 것도 아니고 똑같이 뚱뚱한 거니까. 반대로 날씬한 사람들이 5킬로그램이 늘어나면 체중의 10퍼센트 정도가 불어난 셈이다. 그러면 티도 많이 나고 사이즈도 변할 텐데 나는 원래 체중이 많이 나가다 보니 5킬로그램이야 티도 별로 안 나고 의식하지도 못했다.

그렇게 조금씩 체중이 불던 중에 가운과 수술복 때문에 '이제 정말 신경 써야겠구나.' 라고 느끼게 됐다. 여자 가운 중에서 제일 큰 사이즈로 주문했던 것마저 안 잠기게 된 지 오래였다. 수술복도 여자용 라지 사이즈 중에서 그나마 좀 늘어난 것을 골라 끙끙거리면서 몸을 끼워 넣어야 했다.

가장 충격을 받았던 것은 남녀공용 응급실복 때문이었는데 그건 남녀 공용이라 각종 사이즈가 다 준비되어 있다. 처음에 비교적 가벼운 마음으로 옷을 챙기러 갔는데 큰 옷들만 남은 상황이었다. 같이 간 친구들은 옷이 너무 크다며 당황했지만 오히려 나는 작은 사이즈만 남지 않아서 다행이라고 생각하며 XL와

XXL를 하나씩 챙겨서 숙소로 들어왔는데, 이게 웬걸, XL 사이즈는 입을 수가 없었다. 허벅지에 걸려서 엉덩이로 넘어가지 못했다. 억지로는 입을 수 있겠지만 입고 움직였다간 바로 찢어질 것 같았다.

'이야……, 김유현! 정말 어마어마하게 살이 쪘구나!' 남녀 공용인데 XL를 못 입어서 XXL를 입어야 된단 말이야? 자기 몸을 너무 상하게 한 거 아니야?

언제나 스스로가 소중하고, 나 자신을 제일 사랑한다고 하면서도 막 다루고 있었다는 사실을 그제야 깨달았다. 날씬해지는 것보다도 건강해지고 싶었다. 서 있기만 해도 무릎과 발바닥이 아프고, 계단 한 층만 올라가도 숨이 턱턱 막혔다.

나는 꽤 괜찮은 사람이니까, 뚱뚱해도 꽤 괜찮은 사람이니까 조금만 살을 빼면 어마어마하게 매력적인 사람이 될 것 같다는 생각이 퍼뜩 들었다. 나를 잘 돌봐서 조금만 더 건강해지면 말이다.

09

드디어
변명들을 내려놓다

뚱뚱한 나를 꽤 괜찮은 사람이라고 받아들인 다음부터, 일단은 살이 쪘다는 것을 내가 가진 하나의 특성 정도로 생각하게 되었다. 내가 살이 쪘으니까 누가 살쪘다고 놀려도, 구박을 해도, 혹은 진짜 조언을 해도 그러려니 싶었다. 그에 대해 발끈하거나 내 자신이 못나고 보잘것없다고 느끼는 일도 줄어들었고 그래서 처음에는 지금 이대로 쭈욱 살아도 되겠다고 생각했다. 그런데 살을 빼야 한다고 나 자신을 몰아붙이지 않았더니 신기하게도 조금씩 살을 빼고 싶다는 마음이 생겼다.

'일도, 사회생활도 열심히 했어. 내 미래를 위해서 이렇게나 노력했는데 왜 나 자신은 제대로 못 챙기면서 살았지?'

열심히 사는 나, 사랑하는 나를 잘 돌봐서 더 건강하고 행복하게 만들어 주고 싶었다. 쭉쭉빵빵은 못 되더라도 조금 더 건강해지고 싶었다. '해야 한다have to'를 놓으니 '하고 싶다want to'가 다가왔다. 그러면서 뚱뚱한 채 살아오면서 스스로에게 던진 변명들도 하나하나 놓을 수 있었다.

변명 1. 나는 능력 있으니까 외모로 먹고살 거 아니야. 그러니까 굳이 살을 빼지 않아도 돼!

반론 마치 살을 빼면 내 능력이 줄어들기라도 할 것처럼 말하지만 그건 아니야. 오히려 이런 생각 때문에 능력, 남들의 인정에 더 매달렸어.

변명 2. 살을 빼려고 한다는 건 뚱뚱한 내 자신을 사랑하지 못한다는 소리야! 난 뚱뚱한 나를 사랑한다고!

반론 뚱뚱하다는 사실은 절대로 내 전부가 아니야. 자신의 단점, 자신을 힘들게 하는 부분을 극복하려고 노력하는 게 왜 자신에 대한 부정이 되는 거야?

변명 3. 외모 지상주의 사회에서 뚱뚱해도 능력만 있으면 잘 산다는 걸 보여 줄 테다!!

반론 대체 누구에게 보여주겠다는 거야? 내 삶이 남에게 보여 주기 위한 건 아니잖아?

변명 4. 살을 빼면 인상이 날카로워질 거야.

반론 얼굴에 두둑한 살만큼 심술이 더 붙어 있는 것 같아. 게다가 웃지 않으면 그다지 좋은 인상도 아니고.

변명 5. 살을 빼 봤자 그렇게 예쁘지도 않을 텐데 뭐.

반론 지금까지 살이 쏙 빠진 얼굴을 제대로 본 적도 없으면서!

변명 6. 지금까지의 경험을 봤을 때, 어차피 날씬해질 수는 없을 거야!

반론 지금은 몸에 이상이 생기기 직전이라고. 날씬해지는 건 나중 문제고 지금은 우선 살을 조금만 덜어 보자! 그거로도 충분해!!

변명 7. 내가 살을 빼고 나면 뚱뚱한 상태에서 나와 친하게 지냈던 사람들이 떠날지도 몰라.

반론 내가 건강해졌다고 떠나는 사람이라면 사실 붙잡을 필요도 없지, 안 그래?

변명 8. 뚱뚱할 때는 무슨 문제가 생기면 모든 문제를 체중 탓으로 돌리면서 다른 사람들을 비난할 수 있다고!

반론 남자친구가 없는 것도 사람들이 내면을 못 보는
탓이고, 뭔가 나의 의도를 오해하는 사람이 있
으면 그것도 내 체중 탓으로 돌리면 된다는 거
지? 하지만 그건 사실이 아니잖아.

변명 9. 지금도 충분히 잘 지내는걸. 이대로도 잘 살 수
있어!

반론 잘 못 지내서, 내가 어디 부족해서가 아니야. 내
가 조금 더 편안하게, 또 건강하게 살았으면 하
는 마음에서 살을 빼고 싶어진 거라고.

생각이 조금씩 정리가 되자 조금이라도 건강을 찾고 싶었
다. 그래서 인턴 과정을 마치고 나서 레지던트 과정에 지원하지
않기로 결심했다. 그 대신에 1년이라는 시간을 살을 빼는 데 투
자하기로 했다. 큰 도전이었다. 동기들은 마치 중학교에서 고등
학교를 올라가듯 자연스럽게 레지던트에 지원하는 분위기였고,
나는 지금까지 단 한 번도 일반적인 트랙에서 벗어나 본 적이 없
었다. 그래도 나를 위해 그 정도는 투자해 볼 수 있다고 생각했
다. 설령 살을 잔뜩 빼지는 못하더라도 나를 돌보기 위해, 운동
도 배우면서 체력을 키워 더 건강해지기 위해 1년을 써 보자고
마음먹었다.

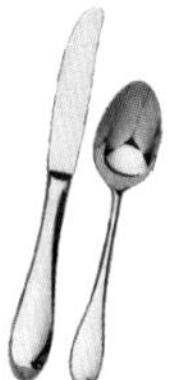

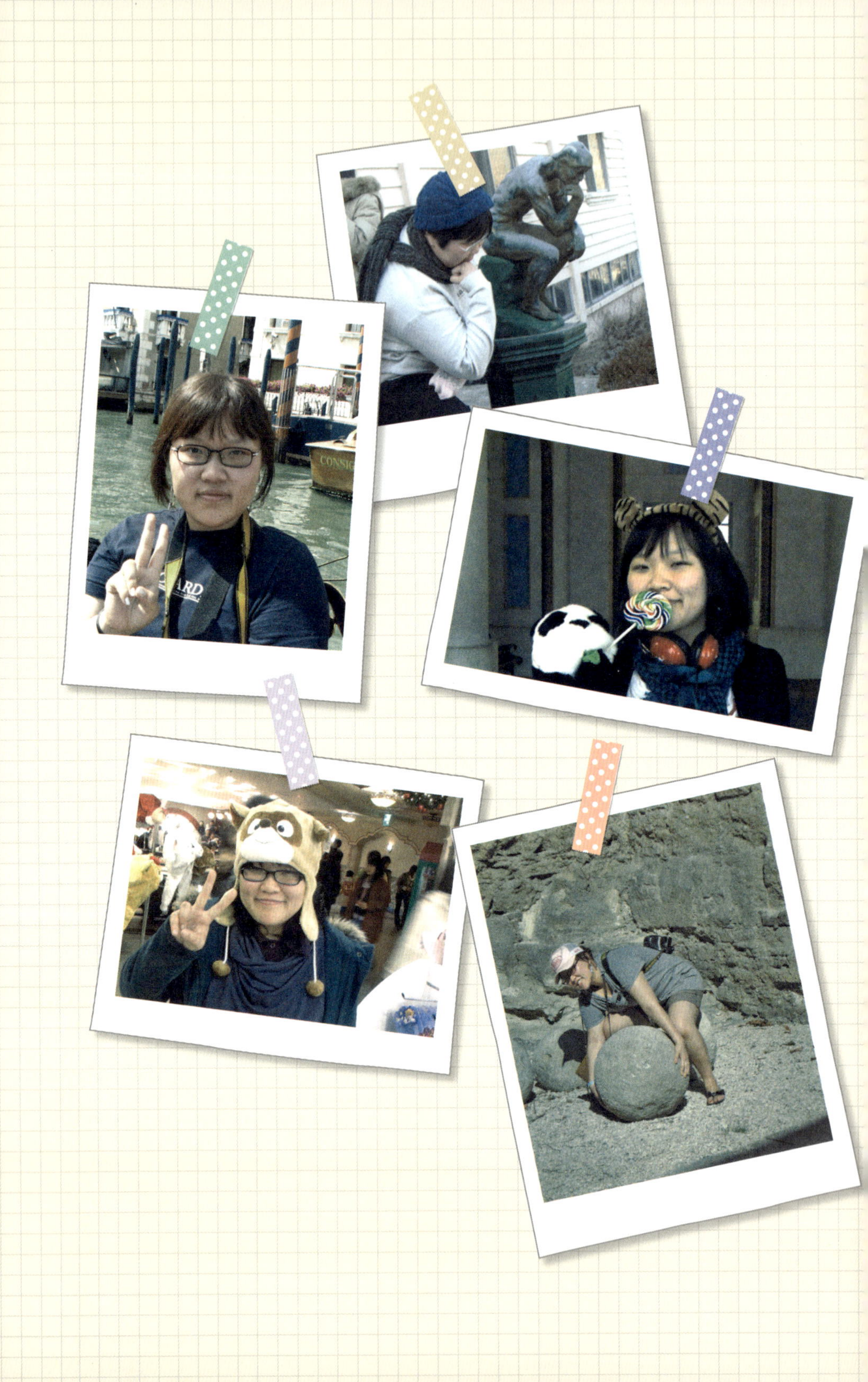

각종 다이어트, 의사 눈엔 이렇게 보인다

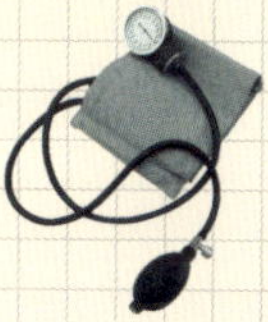

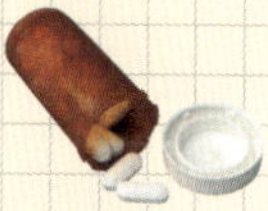

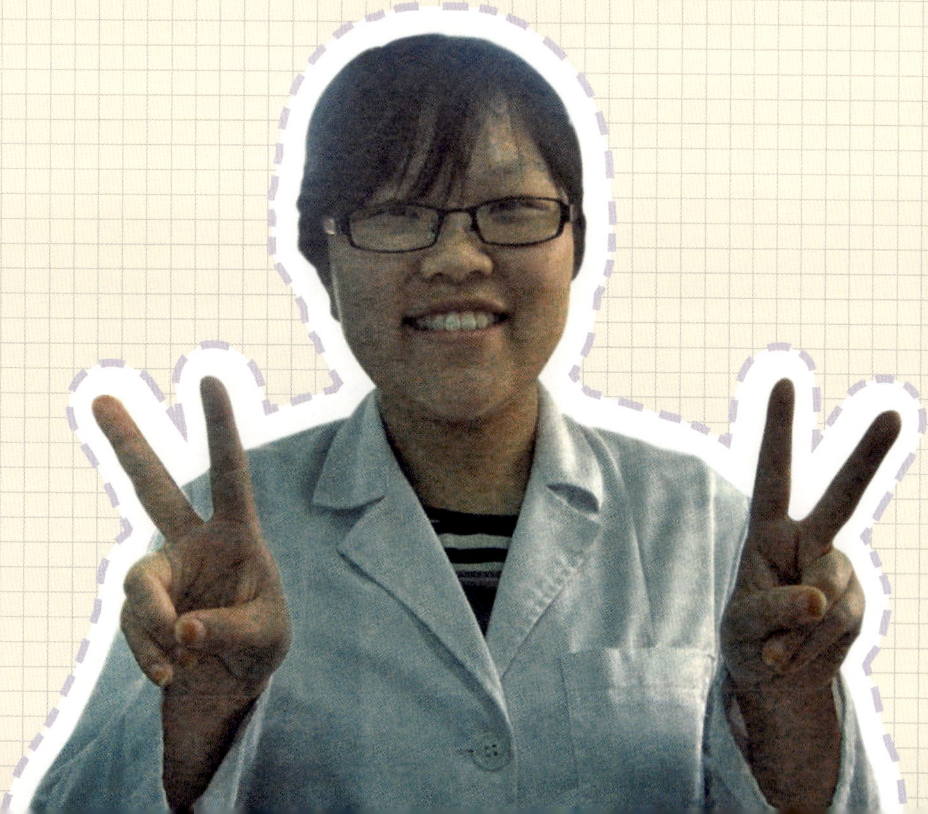

01

체지방 0퍼센트,
꿈꾸지도 맙시다!

근육 하나하나를 셀 수 있을 것 같은 몸매로 떡하니 포즈를 취한 사진을 보니 제목이 무려 '체지방 0퍼센트의 완벽한 복근'이란다. 마치 '수능 만점'처럼 '체지방 0퍼센트'를 자랑스럽게 이야기하고 다들 그것을 부러워한다. 우리 사회가 비만을 공공의 적처럼 여기다 보니 어느새 몸속 지방, FAT, 기름덩어리라면 하나도 안 남기고 몰아내야 할 대상이 되었다. 그런데 정말로 지방은 우리 몸에서 없어도 되는 걸까?

다들 예상하고 있겠지만 지방은 우리 몸에 꼭 있어야 하는 중요한 성분이다. 만일 우리 몸에 지방이 정말 필요로 없었다면 주요 영양소는 탄수화물과 단백질로 끝났을 것이다. 하지만 인체의 3대 영양소는 탄수화물, 단백질, 지방이다.

나는 병원에서 실습을 돌 때 '체지방 0퍼센트'라는 표현을 처음 봤다.

"체지방이 0퍼센트라고? 한 대 맞았다간 골로 가겠네?"

그렇다. 폭신폭신한 지방은 간이나 콩팥 같은 중요한 기관들을 충격으로부터 보호해 주는 매우 중요한 역할을 한다. 정말로 지방이 없다면 우리는 전봇대에 슬쩍 부딪쳐도 곧장 이 세상을 하직해야 할 것이다. 게다가 지방은 주요 장기를 보호하는 것말고도 다양한 역할을 하고 있다.

일단 지방은 '지방질lipid'과 '지방세포fat cell'로 구분된다. 우리가 일반적으로 생각하는 지방 덩어리는 지방세포들이 모인 지방조직이고, 지방질은 여기저기 재료로 쓰이는 지방조각들이다.

지방질은 우리 몸에 에너지를 공급하고, 에너지를 효율적으로 저장하게 해 주며, 몸에서 수분이 빠져나가는 것을 막기도 한다. 또한 세포막을 만들어서 각 세포가 기능을 잘 유지하게 하고, 주요 호르몬을 만드는 재료도 된다. 거기서 끝이 아니다. 우리 몸속의 신경들이 신호를 잘 전달할 수 있도록 신경을 싹 감싸주는 역할도 한다. 마치 전선을 피복하는 것처럼 말이다.

그렇다면 지방세포는 어떨까? 이건 말 그대로 지방을 저장하는 세포인데, 몸에 남는 에너지가 많으면 지방을 꾸역꾸역 집어넣어서 풍선처럼 빵빵하게 부풀어 오른다. 살찐 사람들은 보통 지방세포의 수와 크기가 증가한 상태이다. 아, 옛날에는 나이가 들어서 찐 살은 지방세포의 크기만 증가하고, 그 수는 어렸을 때만 늘어난다고 여겼다. 한 마디로 어느 정도 나이가 든 다음에 살이 찌면 지방세포의 수는 그대로고 크기만 커진다고 생각했던 거다. 그런데 요즘에는 나이 들어서도 지방세포의 수가 증가한다는 연구 결과들이 슬슬 나오고 있다. 안타깝다!

이런 지방세포들은 피부 아래쪽에 차곡차곡 모여서 피하지방을 이루고, 몸 안쪽 장기 사이사이에서 내장지방을 만든다. 그렇다고 해서 '앗! 이 녀석들이 문제구나! 특히 내장지방이 나쁘다고 그랬어!' 하고 지방세포를 미워하지는 말자. 이렇게 모인 지방세포들은 위급 상황에 대비해서 에너지를 저장해 주기도 하고, 몸을 따뜻하게 보온하는 역할도 한다. 그리고 앞서 말했듯이 충격으로부터 몸을 보호해 주기도 한다. 만약 내장 기관을 둘러싸서 쿠션처럼 작용하는 지방이 없다면? 아무리 근육과 뼈대들이 딴딴하게 보호해 줘도 한 대만 잘못 맞으면 정말 큰일 난다!

이렇게 중요하고 도움이 되는 지방 녀석들이 어쩌다가 짐덩어리 취급을 받게 되었을까? 아무래도 제일 큰 이유는 세상이 바뀐 탓이리라. 먹을 것도 부족하고 끼니를 제때 챙겨먹기 힘들었던 과거에는 인간이 살아남으려면 섭취한 영양소를 최대한 효율적으로 저장해야만 했다. 그렇게 미리 모아 둔 지방을 써 가면서 빙하기도 넘기고, 보릿고개도 뚫고 지나갔는데 이제는 같은 양을 먹더라도 조금이라도 더 지방으로 쟁여 둘 수 있는, 그러니까 똥뚱해질 수 있는 사람들이 살아남았을 것이다. 그분들이 바로 우리 조상님 되신다는 말씀.

그런데 이제 영양분이 넘쳐 나는 세상에서 살면서도 우리 몸은 수천 년간 생존을 위해 택한 방식을 그대로 유지하고 있다.

우리 유전자들은 조금이라도 더 지방을 쌓아 두려고 착착착 돌아가는데, 이미 창고들이 다 찼고 지방은 넘쳐서 썩어 가는 상황이다. 그런 지방들 때문에 혈압이니 당이니 콜레스테롤이니 하는 온갖 병을 앓는 것이다. 이렇게 비만에 관련된 질병이 증가하다간 수백 년 후에는 지금까지와는 반대로 효율적으로 지방을 축적하지 못하는 사람들이 살아남을지도 모르겠다.

우리 몸에서 지방을 다 몰아낸다고 해서 절대 건강해지는 게 아니다. 그리고 사실, 체지방 0퍼센트가 된다는 것은 불가능한 소리다. 체지방이 없다고 하는 사람들은 아마 근육의 비율이 굉장히 높아서 기계로 측정했을 때 그런 결과가 나왔을 것이다. 그렇게 만들기 위해서 먹을 것을 엄청나게 절제하고 노력했겠지만 의학적으로 건강한 상태라고 볼 수는 없다.

가장 이상적인 체지방률은 남자 8~15퍼센트, 여자 15~22퍼센트 사이로 유지하는 것이다. 체지방 0퍼센트? 꿈꾸지도 말자!

02

비만으로 생길 수 있는 문제들

지방이 몸에 넘쳐서 생기는 이런 저런 문제는 굳이 의사들이 지적해 주지 않아도 직접 몸으로 느낄 수 있다.

체중이 많이 나가면 다른 사람보다 금방 숨이 차고, 심장도 헐떡거리고, 무릎도 종종 아프고, 신물도 올라온다. 더 나이가 들었다면 더 많은 문제를 겪었겠지만 이미 살 때문에 몸이 힘들다는 사실을 충분히 잘 알고 있었다. 그래도 살 빼기가 참 힘들었다.

뚱뚱한 게 몸에 좋다고 생각해서 살을 빼지 않는 사람은 없을 것이다. 나도 비만이 가져오는 온갖 문제를 알려준다 해도 살을 빼는 데 큰 자극은 되지 않았다. 하지만 비만으로 생길 수 있는 문제들을 확인하며 '소중한 내 건강을 돌보아 주자!'라는 생각을 하니 마음을 바꿀 수 있었다.

내가 과거에 살을 빼지 않으며 대던 핑계에는 '나는 외모로 벌어먹고 살 거 아니니까.'와 '사회적인 편견에 굴복하지 않겠어!'가 있었다. 그때는 살을 뺀다는 것은 곧 남들의 시선에 굴복하는 것이라고 생각했다. 하지만 다시 생각하니 살 빼기는 다른 어느 누구보다, 심지어 연인이나 가족보다도 일단 자기 자신을 위한 것이었다.

'살 빼기=건강 지키기'라는 사실을 상기한다면 '소중한 내 건강을 돌보자!'는 데까지 이르러 살을 빼는 데에 더 의욕이 생길 수 있지 않을까 싶어 비만의 문제점을 간단히 정리해 봤다.

* 당뇨, 이상지질혈증, 고혈압 등이 생길 수 있고, 그로 인해 관상동맥질환, 뇌졸중, 심부전까지 이어질 수 있다.
* 담낭에 돌이 생길 가능성도 더 높아진다. 담석은 살을 빼더라도 잘 없어지지 않고, 초저열량식이나 금식으로 살을 빼려고 하면 탈수 등으로 인해 더 악화될 수 있다.
* 지방이 장기 사이사이가 아닌 간 안에, 즉 간세포 사이에 쌓이는 지방간이 생길 수도 있다. 지방간이 지속되면 간 기능이 떨어지고 심하면 간경변증으로까지 이어질 수 있다. 게다가 지방간의 경우, 급격하게 체중을 감량하면 오히려 간의 염증이 악화될 수 있

어서 천천히 감량하는 것이 중요하다.

* 뱃살 때문에 복압이 높아져서 위를 누르면 위식도 역류가 생길 수 있고, 방광을 누르면 복압성 요실금이 생길 수 있다.

* 과하게 쌓인 지방 때문에 흉벽, 가슴이 움직이기 어려워져서 호흡 장애가 생길 수 있다. 자면서 호흡이 원활하지 않아 발생하는 수면 무호흡 증후군의 경우, 수면의 질을 떨어뜨려서 낮에도 피로함을 느끼고 집중력도 떨어지게 된다.

* 유방암, 자궁내막암, 전립샘암, 결장직장암 등의 수많은 암 발생 가능성도 높아진다.

* 성호르몬 이상으로 다낭성난소증후군(PCOS), 월경 장애, 불임 등이 생길 수 있다. 임신이 되더라도 임신 합병증 및 태아 기형 발생 가능성이 높아진다.

* 체중이 척추와 관절을 짓누르면서 허리 통증이 생기고, 골관절염이 생길 수 있다.

* 우울증, 식이장애 등의 정신과적인 문제도 발생할 수 있다.

비만이 가져오는 온갖 질병은 지금까지 알려진 것만 해도 엄청나게 많지만 연구가 진행될수록 더욱 늘어나고 있는 형편이다. 그나마 다행스럽게도, 정상 체중까지 확 내려가지 않고 현재 체중의 10퍼센트 정도만 감량해도 비만으로 인한 증상이나 합병증을 크게 줄일 수 있다! 그리고 지방간이나 담석증, 순환계 이상 등의 문제가 있는 사람이 살을 급격하게 뺐다간 오히려 더 나빠질 수 있으니, 차근차근 꾸준히 체중 관리를 하는 것이 좋다.

앞서 말했듯이 나는 이런 문제들이 생기는데도 왜 살을 안 빼느냐고 추궁하려고 정리한 것이 아니다. 비만인들이 자신을 소중히 여기는 마음으로 건강을 돌보기를 간절히 바랄 뿐이다. 남의 눈을 의식하고 날씬해지기 위해 살을 빼는 것과 자신의 행복과 미래, 건강을 위해서 살을 빼는 것은 엄연히 다른 문제다.

03

혹시 내가 병 때문에
살찐 건 아닐까?

의대 공부를 하면서 비만으로 인해 생길 수 있는 질병들이 많다는 것도 배웠지만, 병 때문에 살찔 수 있다는 것도 배웠다. 물론 전체 비만 인구의 90퍼센트는 유전, 환경, 생활 습관들이 복합적으로 작용해서 살찐 것이기는 하지만 질병이나 약 등으로 인한 2차성 비만도 상당수 있었다. 그중에서 비만을 흔히 동반하는 질환 세 가지만 정리해 본다.

❶ 쿠싱 증후군

부신피질 호르몬 중에서 코르티솔이 과다하게 분비되어 생기는 질환으로, 특히 몸의 중심쪽—얼굴, 등, 복부—으로 비만이 생긴다. 얼굴에 살이 올라서 달덩이 같은 얼굴(moon face)이 되고,

목 뒤쪽에도 살이 붙어서 혹처럼 올라온다. 배에도 살이 많이 붙는데 팔 다리는 가늘어진다. 그 외에도 피부가 약해지면서 멍도 잘 들고, 상처가 잘 낫지 않는다. 배나 허벅지 쪽에는 보라색 줄무늬가 생긴다.

스테로이드를 꾸준히 복용해도 이런 증상이 나타날 수 있다. 스테로이드 성분이 포함된 건강식품을 복용하면 초기에는 입맛이 돌고 혈색이 좋아지지만 나중에 온갖 문제가 터질 수 있으니 주의가 필요하다!

❷ 갑상선 기능 저하증

갑상선 호르몬이 부족하면 의욕이 떨어지고, 항상 피곤하고, 식욕이 별로 없고 잘 먹지도 않는데 체중은 늘어난다. 추위를 많이 타고, 피부가 건조해지거나 변비가 생길 수도 있다. 체중 증가가 같이 나타나기는 하지만 대개 비만보다는 다른 증상 때문에 병원을 찾는 경우가 많다.

❸ 다낭성 난소 증후군(PCOS)

만성적 무배란, 고안드로겐혈증, 커진 난소의 가장자리를 따라 10여 개의 난포가 염주 모양으로 나타나는 증후군이다.

체중이 증가하는데 특히 복부에 주로 지방이 쌓인다. 생리가 불규칙하고, 팔다리에 털이 많아지면서도 탈모가 동반되기도 한다.

그 외에도 비만은 선천성 장애나 유전 질환으로도 생길 수 있다. 또한 우울증 치료제 등의 정신과 약물을 비롯해서 당뇨병 치료제, 항염증제나 스테로이드 제제도 비만을 일으킬 수 있다. 그렇지만 혹시라도 약 때문에 체중이 느는 것 같다고 해서 마음대로 약을 끊지는 말자. 실제로 체중이 증가하는 것을 걱정해서 당뇨약을 안 먹다가 응급실로 실려 오신 분도 본 적이 있다. 약 때문에 살이 찌는 것 같으면 의사와 상담해서 약물을 바꾸거나 용량을 조절하길 바란다!

이렇게 신경, 내분비계 질환이나 약물 등으로 비만이 생길 수 있다는 사실을 배우면서 내 마음 속에 아주 살짝 '혹시 많이 먹고 안 움직여서가 아니라 병 때문에 살이 찐 게 아닐까?' 하는 희망⑺이 생겼다.

'만약 내가 병 때문에 살이 찐 거라면 내 책임이 아닐 테니까. 그리고 병 때문에 비만이 된 거라면 내가 뺄 필요 없이 치료하면 되잖아?'

물론 나는 어떤 질환에도 해당하지 않았고, 아무런 약도 먹지 않았다. 역시 나는 그냥 살이 쪘었던 거다. 그리고 조금 더 공부해 보니, 설령 질병으로 인해 비만이 생겼더라도 대부분은 본인이 노력해서 체중을 조절해야 했다. 쿠싱이나 다낭성 난소 증후군에 걸리면 살찌는 체질이 되지만, 증상을 조절하고 더 악화시키지 않으려면 어렵더라도 열심히 살을 빼야 했다.

혹시라도 비만과 함께 위와 같은 증상이 나타난다면 꼭 병

원에 가서 확인해 보기를 바란다. 체중 감량은 본인이 노력해야
할 몫이지만, 비만 속에 자기도 몰랐던 다른 건강 문제가 숨어
있을지도 모르니 말이다.

04

유행 다이어트에
넘어가지 맙시다!

TV에 나온 다이어트, 연예인이 했다는 다이어트, 참 많다. 이 방법만 쓰면 지긋지긋한 살과의 전쟁에서 이길 수 있다는 소리에 또 넘어가고 만다. 게다가 유행하는 다이어트 방법의 본질을 파악하기보다는, 듣고 싶은 내용만 듣고 기억하고 싶은 내용만 기억해서 실천에 옮긴다. 그리고 피할 수 없는 실패를 맞닥뜨리고는 자제력이 없는 자신을 탓하는 걸로 끝.

최근 유행했던 몇 가지 방법들에 대해서 이야기해 보겠다.

❶ 간헐적 단식, 1일 1식

'끼니를 거르지 않고 마음껏 먹을 수 있는 다이어트!'

2013년에 어마어마하게 유행했던 다이어트지만 나는 시도

해 볼 생각도 안 했다. 왜냐하면 내가 바쁠 때 아니면 게으를 때 하루에 한 끼만 먹어도 살이 쪘으니까. 그런데 워낙 주변에서 물어봐서 관련된 책들을 열심히 읽어 봤다. 그 책을 읽으면서 역시 나와는 절대 맞지 않는 방법이라는 사실을 깨달았다.

누가 나한테 간헐적 단식에 대해 물어보면 난 제일 먼저 이렇게 묻는다.

"평생 그렇게 먹을 수 있어?"

간헐적 단식이나 1일 1식을 실천하면서 건강을 유지한다는 사람들에게 그 방법은 단기간 다이어트 식단이 아니라 평생 가져갈 식습관이다. 그들 역시 단식을 멈추고 일반식을 먹기 시작하면 당연히 살이 찔 것이다. 그들은 운동도 열심히 한다. 그런데 많은 사람들이 그런 것은 머릿속에서 지워 버리고 그저 마음껏 먹으면서 살을 빼는 방법이라고만 기억한다. 단기간에는 효과가 나타날지언정 이전 생활 습관으로 돌아가는 순간, 다시 살찔 수밖에 없는데도 말이다. 관련 책들 저자들이 먹는 음식은 건강한 음식들이다. 영양소를 골고루, 잘 섭취한다. 내가 굶고 나서 생각나는 음식은 치킨, 떡볶이, 빵인데 말이지.

그리고 나를 제일 당황스럽게 했던 것은, 저자들이 단식 후의 폭식에 대해서 별로 대수롭게 생각하지 않았다는 것이다. 아무리 하루에 한 끼만 먹는다 해도 그 한 번에 하루에 필요한 열량 이상을 섭취하면 다이어트 효과는 없다. 단식하는 기간이 길어질수록 폭식 위험이 커질 수 있는데도 책에서는 그냥 폭식을 주의하자며 넘어가거나, 아예 언급하지를 않았다. 심지어 하루에 한 끼를 먹더라도 평소에 먹는 1인분 이상을 먹기 힘들 것이라는 말도 있어서 깜짝 놀랐다. 나는 하루에 한 끼 먹을 때도 보통 3~4인분은 가뿐했는데…….

사람들 대부분은 중요한 내용은 쏙 빼고 '굶다가 마음껏 먹는 방법'이라는 부분만 기억하고 따라했다. 자세히 들여다보면 '건강한 식단을 통해 하루에 필요한 열량보다 적은 열량을 섭취하면서 운동도 꾸준히 하는 생활 방식'을 유지하라는 건데 말이다. 새롭지 않은 방법에 이름만 잘 붙인 것 같다.

❷ 해독 주스, 원 푸드 다이어트, 덴마크 다이어트

이름은 다양하지만 이 다이어트들도 결국 하루에 필요한 칼로리보다 훨씬 적게 먹어서 살을 빼는 방식이다. 거의 굶는 수준이거나 하루에 필요 열량의 4분의 1 정도만 먹는다. 이름을 그럴듯하게 붙여서 획기적인 방법인 것처럼 이야기하지만 그 실상은 조금 먹어서 자연스럽게 살이 빠지는 것이다. 효과를 더 빨리 보고 싶으면 그냥 굶어 버리면 된다.

❸ 연예인 다이어트

연예인들의 다이어트 방법을 따라한다고? 그 말은 곧 날씬한 몸매가 아니라 삐쩍 마른 상태가 되겠다는 것이다. 그 정도의 몸 상태는 당연히 무리해야 만들 수 있는 것이고, 무엇보다 감량해야 하는 몸무게가 통통 혹은 뚱뚱한 사람들과 차원이 다르다.

꾸준히 운동하고 몸을 관리해 온 사람과 똑같은 방법을 써 봤자 안 된다. 설령 초반에는 감량 속도가 똑같더라도, 체중이 많이 나가는 사람이 더 오래 걸릴 수밖에 없다. 그런데 연예인들이 쓰는 그 독한 방법은 오래 유지하기도 힘들고, 계속할수록 몸 구석구석이 망가질 수밖에 없다.

연예인 다이어트 방법이 일반인들에게 잘 통하지 않는 이유가 또 있다. 연예인들의 다이어트는 보통 화보 촬영이나 컴백을 위한 것이다. 우리는 체중을 줄이고 건강을 유지하는 게 목표인데 연예인들의 목적은 다르다는 소리다. 이들의 다이어트는 활동하는 동안에 더 날씬하고 매력 있게 보이기 위한 것이다. 일단 살 좀 빼서 활동하다가 쉴 때 다시 찌면 또 돈과 시간을 투자해서 빼면 되니까. 많은 연예인들이 요요에 시달리고, 활동을 쉴 때 살이 찌고, 여러 번 다이어트를 반복한다는 사실이 그 증거다. 이와 달리, 오랫동안 아름다운 몸매를 유지하는 분들은 대단한 비법을 쓰지 않는다. 그저 꾸준히 식단을 관리하고 운동하는, 아주 뻔한 방법을 잘 따르고 있을 뿐이다.

05

대체 왜
굶지 말라는 걸까?

굶으면 살은 빠진다. 이건 분명하다. 돈이 없으면 집안 살림살이라도 팔아야 하듯이 몸으로 에너지가 공급되지 않으면 몸은 스스로를 거덜 내기 시작한다. 그런데 다이어트 공부 좀 했다는 사람들은 대체 왜 굶지 말라는 걸까? 이렇게 확실한 방법이 또 어디 있다고?!

일단, 요요 현상이 생길 가능성이 99.99999999……퍼센트에 수렴한다. 사람이 굶으면 체지방이 빠지지만 근육이며 수분까지 같이 빠져 나간다. 아무리 독하다고 해도 평생 음식을 안 먹을 수도 없는데 다시 뭘 먹기 시작하면 수분과 지방 성분이 올라갈 수밖에 없다. 완전히 말라 버린 스펀지가 물에 닿으면 물을 쪽 빨아들이는 것처럼, 온몸에 부족했던 수분과 지방을 빨아들이기 시작하는 거다. 이것만으로도 다이어트를 그만둔 시점보다 지방과 수분의 양이 더 오르게 되는데 문제는 여기서 끝이 아니다.

지방, 수분과 달리 굶으면서 줄어들었던 근육은 쉽게 늘어나지 않는다. 아무 활동을 하지 않아도 몸에서 알게 모르게 쓰이는 에너지의 양을 기초대사량이라고 하는데, 근육이 줄어들면 이 기초대사량도 같이 줄어든다.

단순하게 생각하면 이렇다. 근육은 몸에 있기만 해도 에너지를 마구마구 써 주는 녀석이었는데 얘를 몸에서 영원히 내쫓아 버린 꼴이다. 결국 요요 현상으로 다이어트 하기 전의 체중으로 돌아가는 것은 물론이고, 예전보다 더 살찌기 쉬운 몸으로 바뀌어 버린다는 무서운 이야기 되시겠다.

그 다음에 잘 먹으면서 근육을 늘리면 되지 않겠냐고? 아니, 그건 정말 쉽지가 않다. 여자이거나 나이가 20대를 넘어섰다면 더더욱. 어렸을 때는 굶더라도 상대적으로 잘 유지할 수 있지만 우리는 누구나 나이를 먹는다. 그러면 자동적으로 근육과 기초대사량이 줄어들면서 조금씩 살이 찌는 체질로 바뀐다. 그런 상황에서 굶기까지 한다면? 그야말로 '요요 대환영'이라는 신호를 보내는 것과 같다. 주변에서 '30대가 되니까 예전처럼 굶어도 살이 잘 안 빠지고 금방금방 찐다.'는 하소연이 많이 들리는데, 어쩔 수가 없다.

그리고 오래 굶고 식욕을 참을수록 다이어트 이후에 폭식이 심해질 가능성도 높다. 한번 폭식한 뒤에는 또 체중이 늘어나서, 아니면 체중이 다시 늘까 봐 걱정이 돼서 또 굶는다. 그러다가 다시 폭식하고 또 금식한다. 끝이 없다. 재수가 없으면 이렇게 금식과 폭식을 오가는 고통스러운 상황을 맞게 될 수도 있다.

그나마 여기까지는 비교적 장기적이고 온화한(?) 부작용이다. 굶는 다이어트는 단기적으로 몸을 어마어마하게 망가뜨린다. 현기증, 변비, 월경불순, 탈모, 빈혈, 전해질 불균형, 케톤혈증, 탈수증, 저혈압, 실신에다가 심하면 죽을 수도 있다.

이렇게 몸에 많은 문제가 생길 수 있는데도 많은 사람들은 어떻게 해서든 살을 빼고 싶다는 생각에 기꺼이 굶는다. 그만큼 절실하게, 혹은 마지막이라고 생각하고 마음 독하게 먹고 시작하는 거다. 그 마음을 잘 알기에, 굶는 다이어트의 효과는 별로 없고 도리어 더 강력하고 치명적인 부작용이 도사리고 있다는 사실을 길게 설명했다. 여러 가지 이유를 댔지만 평생 20대로 있을 수는 없으니까 다들 굶어서 살 빼겠다는 미련을 버렸으면 좋겠다.

06

요요 현상은
두 번 온다

요요 현상이란 한번 체중을 감량했는데도 체중이 다시 원 상태 또는 예전보다 더 오르는 것을 말한다. 억지로 빼냈던 수분이 다시 몸으로 들어가면서 체중이 급격하게 느는 현상이다.

나도 다이어트를 워낙 많이 해 봐서 이론상으로는 빠삭하게 알고 있었다. 그때는 진짜로 다이어트에 관해서 다 알고 있다고 믿었다. 요요 현상이라는 녀석에 대해서도. 그래서 나는 건강한 방식으로 다이어트를 해서 수분이 다시 차오를 때만 잘 피하면 체중이 계속 유지될 거라고 생각했다. 그때까지는 두 번째 요요 현상이라는 것이 있다는 것을 몰랐으니까.

그런데 여러 번 체중을 감량하고 유지하면서 요요 현상은 두 번 온다는 사실을 알게 되었다. 아무리 건강한 방식으로 다이어트를 해서 첫 번째 요요 현상을 피하더라도 옛날 생활 패턴으로 돌아가면 체중이 원상복귀가 되고 말았다. 나는 이를 '두 번째 요요 현상'이라고 부른다.

첫 번째 요요 현상이 수분이 다시 차오르면서 체중이 느는 것이라면, 두 번째 요요 현상은 수분이 아니라 다시 살이 찌는 것이다. 체중은 현재 섭취하고 있는 칼로리와 소모하고 있는 칼로리로 결정된다. 그러니 다이어트를 단기간에만 한다면 두 번째 요요 현상을 피할 방법은 없다. 식이요법뿐만이 아니라 운동을 멈춰도 그렇다. 운동을 몇 주~몇 달 동안 무리하게 해서 성공적으로 감량했더라도 운동을 멈추는 순간에 체중은 다시 서서히 오르기 시작할 것이다.

고도 비만인 사람들은 지금까지 워낙 독한 방법들을 많이 써 봐서 마음만 먹으면 한 달에 10킬로그램도 뺄 수 있다고 생각한다. 나도 마찬가지였다. 말도 안 되는 다이어트 방법이라도 초반에는 체중이 빠지게 돼 있다. 게다가 체중이 많이 나갈수록 초반에 더 잘 빠지고. 따라서 다이어트 방법을 택할 때는 초반에 얼마나 빠지느냐가 아니라 '과연 이 방법을 꾸준히 유지할 수 있을까?'를 기준으로 삼아서 결정해야 한다. 모든 노력을 도로 아미타불로 만들어 버리는 두 번째 요요 현상을 피하기 위해서 말이다.

07

토하거나 변비약을 먹으면
어떻게 될까?

폭식하고 나서 음식을 억지로 빼내려고 일부러 토하거나 변비약을 먹는 사람들이 있다. 그렇게 하면 먹은 것이 몸에서 빠져나갔다는 느낌이 들기도 한다. 그런데 이런 방법이 우리 몸을 얼마나 망가뜨리는지를 안다면 이 방법을 계속할 사람이 과연 있을까?

'토하면 몸 안으로 들어갔던 음식물이 그대로 올라오는 것일까?'라는 질문에는 단호하게 'NO!'라고 말할 수 있다. 음식물이 위에 들어갔다 나오는 거라 위산과 섞여서 올라온다. 알다시피 위산은 강한 산성 물질이다. 위장을 덮고 있는 피부는 위산을 견딜 수 있는 특별한 점막이지만, 식도를 비롯해서 목구멍과 입 안은 그렇지 않다. 위산은 식도부터 목까지 다 상처를 입히고 만다.

그래서 토하고 나서 가슴이 타들어 가는 느낌을 받기도 한다.

반복적으로 토할 경우, 점점 위와 식도가 기능을 잃어서 토하려고 하지 않을 때도 신물이 계속 올라오는 위식도 역류가 생길 수 있다. 그러면 식도에 염증이 생기면서 계속 가슴 부위가 쓰리다. 입 안도 헐어서 입 냄새가 심해지고, 치아의 에나멜질을 녹여서 충치가 쉽게 생기기도 한다.

또 구토나 설사를 하면 몸에 필요한 수분과 전해질들이 빠져나가면서 몸에 다양한 문제가 생길 수 있다. 특히 칼륨이라는 중요한 전해질이 빠져나가서 저칼륨혈증이 생기면 몸에 힘이 없어지고 심한 경우에는 부정맥 같은 심장 문제까지 나타날 수 있다.

변비약을 먹는 것도 마찬가지다. 위에서 설명한 전해질 이상 문제 말고도 만성 변비가 생길 수도 있다. 정상적인 경우라면 우리 위장이 알아서 열심히 장운동을 해서 대변을 봐야 한다. 그런데 변비약을 먹다 보면 약이 그 일을 대신하게 된다. 예를 들어서 책장을 매일 정리하는 게 내 일이었는데, 언제부턴가 누가 미리 그 일을 처리해 둔 꼴이랄까? 내가 해야 할 일을 안 하면서 하루 이틀 지나다 보면 어느 순간에는 내 일이라는 것도 까먹어 버리는 거다. 우리 몸도 변비약을 먹어서 억지로 설사하게 하면 변비약 없이는 대변을 제대로 못 보는 상황이 되어 버린다. 시간과 노력을 충분히 들이면 다시 변비약 없이 대변을 볼 수 있겠지만 그 과정은 쉽지 않다.

어쩌면 다이어트를 하는 사람에게 더 중요한 사실이 있다. 변비약을 먹어 봤자 섭취한 칼로리가 다 빠져나가지 않는다는 것이다. 대개 영양분은 소장에 의해 몸으로 흡수된다. 변비약이 작용하는 부위는 소장 뒤에 붙어 있는 대장이다. 변비약을 먹고 나면 왈칵 설사하면서 몸에서 뭔가 많이 빠져나가고 살이 빠지는 것 같지만 이미 칼로리는 소장을 통해 몸으로 흡수된 상황이다. 변비약을 먹어도 결국에는 전해질과 수분이 많이 빠져나갈 뿐이다. 그래서 아무리 변비약을 많이 먹어도, 약으로 빼낼 수 있는 칼로리는 섭취한 칼로리의 10퍼센트 내외에 불과하다.

변비약과 비슷한 것이 이뇨제인데, 둘 다 몸에 필요한 전해질과 수분을 억지로 빼내면서 체중을 줄어들게 한다. 그래서 다이어트 방법으로 활용하는 사람들이 간혹 있지만, 약으로는 우리의 진정한 적수인 섭취 칼로리나 체지방을 쓰러뜨리지 못한다. 기억하라! 그냥 물이 많이 빠져서 체중이 줄어든 것처럼 보일 뿐이다. 찜질방에 들어갔다 나오는 거랑 비슷하다. 그저 변비약 때문에 건강에 문제가 생길 가능성이 훨씬 더 높다는 것만 빼면 말이다.

08

병원에는 살 빼는 약이 있을……까?!

내가 병원에 가서 비만 치료 약물을 처방받아 먹었을 때 나는 그 약이 '살 빼는 약'인 줄 알았다. 먹기만 하면 저절로 살이 빠진다고 생각했다. 그때 나는 이미 의대생이었고, 그 약에 대해서 배우기도 했었는데 진심으로 그렇게 믿었다. 어쩌면 그렇게 믿고 싶었던 것 같다. 결국에는 부작용과 실망으로 끝나 버렸지만.

병원에서 비만 치료를 돕기 위해 처방해 주는 약은 포만감을 느끼게 만들어서 식욕을 감소시키거나, 섭취한 지방의 흡수를 억제시키거나 몸에서 쓰이는 에너지를 늘려서 체중을 줄여 준다.

이러한 약물 치료는 의학적 비만, 즉 체질량 지수 BMI가

25kg/㎡ 이상인 경우에 시작하는데, 자기가 비만인지 아닌지 알아볼 수 있는 공식이 있다. {25×키(m)×키(m)}로 계산해서 나온 숫자 뒤에 킬로그램을 붙여 보자. 바로 이 몸무게부터가 자기 키를 기준으로 했을 때 비만이라고 진단된다.

그런데 이 기준이 잘 지켜지는지 모르겠다. 실제로 내가 건강검진을 다니면서 상담하던 중, 키 165센티미터에 체중이 53킬로그램인데도 비만 치료 약물을 먹고 있는 분이 있었다. BMI가 19.9로 정상 체중에서도 적은 축에 속하는데 약을 먹고 있었던 것이다.

모든 약물 치료에는 부작용이라는 위험이 있다. 그런데도 비만을 약물로 치료하는 이유는, 비만으로 인해 건강 문제가 생길 가능성이 더 높다고 판단되기 때문이다. 그러니 다양한 문제가 생길 수 있는데도 정상 체중인 사람이 약을 먹는 것은 현명한 행동이 아닐 것 같다. 안전성의 문제도 있다. 내가 먹었던 리덕틸이라는 제품은 최고의 비만 치료제로 각광받다가 심혈관 질환의 부작용이 생길 수 있다는 것이 뒤늦게 밝혀져서 사용이 중단되었다. FDA 승인 후 그런 판정이 나기까지 10년이 넘게 걸렸다. 그 이후로 나온 약물들에 또 어떤 위험이 있을지는 아무도 모른다.

그리고 약물 치료의 기본 원칙은 약 없이 6개월 동안 비만 치료를 유지했는데도 기존 체중의 10퍼센트도 줄지 않았을 때 시작해야 한다는 것이다.

"저는 태어나서 평생 다이어트를 했어요! 으흐흑."

이렇게 말하는 사람들에게 물어보고 싶은 게 하나 있다. 정말로 한 가지 다이어트 방법을 6개월 이상 꾸준히 했는가? 내 경험상 그런 경우는 드물다. 보통 한 달, 길어야 두세 달 바짝 시도한 후 절망하고 포기했다가 다시 시도하고 포기하는 경우가 대부분이다. 그런데 시중에 나온 모든 약은 생활 습관을 바꾸지 않는 한, 장기적으로 체중을 조절해 주지 못한다. 즉 약물 치료는 우리가 잘 알고 있지만 실행하기 어려운 식이, 운동, 생활요법을 도와주는 역할밖에 못 한다는 뜻이다. 결국 약을 먹으면서도 똑같이 운동하고, 먹을 것을 조절하는 과정을 거쳐야만 한다.

약을 먹고 있던 그 검진자에게 이런 설명을 하면서 그렇게 날씬한데도 비만 치료약을 의사가 처방해 줬느냐고 물어봤다.

"안 해 주겠다고 하는 곳도 있었어요. 그래도 다른 병원 가서 받겠다고 하면 다 해 주던데요?"

비만 클리닉을 운영하면서 약 처방 없이 먹는 거 조절하고 운동하라고 하면 욕먹는다는 이야기도 기억이 났다. 약물치료 기준이 있음에도 그렇게 내가 아는 이야기만 듣고 갈 거면 내가 병원에 왜 왔겠냐고, 여기서 처방해주지 않으면 다른 데 가서 처방 받으면 된다고 항의한다고. 나름대로 열심히 이야기를 나누며 약을 끊기를 권했지만 대답은……

"48킬로그램 찍으면 약 끊을게요."

"헉, 165센티미터에 48킬로그램이면 절대로 건강한 체중이 아니에요!"

"그래도 일단 빼 볼게요."

내가 누차 설명해도 결국 말리지 못했다.

다시 한 번 강조하지만 병원에서 처방해 주는 비만 치료약들은 '살 빼 주는 약'이 아니라 '내가 살을 빼는 것을 도와주는 약'이다. 내가 살을 뺄 때 넘어야 하는 장애물을 조금씩 낮춰 주는 것이지 약을 먹으면 뿅 하고 날씬해지는 게 아니다. 나도 한때는 그런 마법의 약이라고 생각했었다. 그나마 약을 먹는 동안에는 대충 맘대로 먹고 운동 거의 안 해도 조금은 빠졌으니까. 그렇지만 약을 끊자마자 굶어서 뺐을 때와 마찬가지로 원상복귀 되고 말았다. 돈은 돈대로 써 놓고, 체중은 원래대로 다 돌아오고, 약 먹다가 부작용이 생겨서 응급실 신세까지 지고, 이거 참!

생화학 시간에 교수님께서 괴담처럼 들려주신 이야기가 있다. 90년대쯤에 중국에서 '살 빼는 환약'이라는 게 들어왔단다. 몸에서 더 이상 체지방을 저장하지 않게 만들어 주는 약이었다. 마음껏 먹어도 살찌지 않게 하는 약이라니 그야말로 다이어트를 위한 최고의 약이라고들 했다. 먹어도 먹어도 살이 계속 빠졌다. 처음에 살이 빠져서 좋아하던 사람들이 점점 날씬을 넘어서서 삐쩍 말라갔다. 몸에 꼭 필요한 성분인 지방이 없어지다 보니 몸에 이런저런 문제가 생겼고, 심지어 죽는 사람도 나타났다.

그 이야기를 들을 때는 정말 무서웠지만, 마음껏 먹어도 살찌지 않고 건강에도 지장을 주지 않는 약이 나와 주지 않을까 하는 기대를 버릴 수는 없었다.

하지만 매년 새로운 비만치료제가 개발되어도 평생 그것들을 먹을 것이 아니라면 결국은 생활 습관을 바꿔야 원하는 몸을 갖게될 것이라는 것을 부정할 수 없다.

약물 치료를 고려하고 있다면, 약을 먹기 전에 먼저 조금씩 생활 습관을 건강하게 바꿔 보기를 권한다. 이미 약물 치료를 시작했다면, 약물이 살을 빼는 것이 아니라 내가 살을 빼는 것이라고 생각하고 조금씩 생활 습관을 바꿔 가길 바란다. 결국 모든 비만 치료는 '내가 살을 뺄 수 있게 도와주는 역할'에 불과하니 말이다.

09

주사는 비만 치료법이
아니라고?

살 빼는 주사 혹은 걸 그룹 주사라고 불리는 다양한 주사 요법들. 돈 안 드는 방법부터 돈을 퍼붓는 방법까지 다양한 다이어트에 실패해 온 나이기에 당연히 주사도 맞아 봤다. 결과는? 약물 치료처럼 처음에만 살짝 효과를 봤다가 결국에는 다 말아먹었다.

주사만 맞으면 술술술 지방이 사라지고 걸 그룹 같은 몸매가 될 것이라고 착각해서 아픈 것 참아 가면서 주사만 맞고 별다른 노력을 안 했다. 그런데 이 주사라는 녀석도 내가 노력하지 않으면 효과를 내 주지 않았던 것이다.

주사 요법의 효과는 그 종류마다 조금씩 다르지만, 지방을 없애 주는 것이 아니라 지방을 쓰기 편한 상태로 바꿔 준다는 공통점이 있다. 그렇다, 뭉쳐 있는 지방 덩어리들을 쪼개 준다! 자자, 쉽게 설명하면 이렇다. 지갑에 10만 원짜리 수표가 한 장 있을 때, 그리고 만 원짜리 지폐가 10장 있을 때 중에서 어느 때가 돈을 더 생각 없이 쉽게 쓸까? 깨기 아까운 수표 한 장이 아니라, 막 쓰기 편한 만 원짜리 10장이 있을 때다. 그런데 아무리 쓰기 쉽다고 해도 안 쓰면 어떻게 될까? 결국 10만 원은 고스란히 남게 된다. 주사 요법도 마찬가지다. 지방을 만 원짜리 10장처럼 쓰기 쉽게 쪼개 놓아도 사람이 쓰지 않으면 몸에 그대로 남아 있을 수밖에.

게다가 비만에 대해서 공부하면서 알게 된 충격적인 사실이 또 있다! 주사 요법은 비만 치료법이 아니라 '체형 교정 치료'라는 점이다. 주사 요법은 팔뚝, 배, 허벅지 이런 곳에 유독 살이 모인 사람들이 주로 효과를 보는 방법이지, 고도 비만이었던 나한테 크게 도움이 되는 것은 아니었다. 물론 여러 가지 노력만 같이 했다면 옷 사이즈 정도는 바뀔 수 있었겠지만, 아직까지 체중 감소에 주사는 큰 역할을 하지 못한다고 알려져 있다.

10

지방 흡입?
영화는 영화일 뿐!

'내가 의사가 되어서도 살을 못 빼면 돈을 열심히 벌어서 전신 지방 흡입을 해야지!'

이런 생각을 한 적도 있었지만 공부하다 보니, 지방 흡입마저도 고도 비만 같은 전신 비만이 아니라 국소 부위의 지방을 줄여 주는 체형 교정 치료에 가깝다는 사실을 알게 되었다. 고도 비만이었던 사람이 지방 흡입을 통해서 짜잔! 하고 모델 몸매로 변신할 수는 없다는 소리다.

일단 한 번에 뺄 수 있는 지방의 양은 보통 1~2킬로그램 정도밖에 안 된다. 물론 다이어트해서 살을 빼는 것과 달리 원하는 부위에서만 뺄 수 있기 때문에 만족감은 클 수 있다. 정말 안 빠지는 뱃살, 허벅지살을 빼 주니까. 그렇지만 정상 체중보다

10~20킬로그램, 아니면 과거의 나처럼 30~40킬로그램쯤 더 나가는 사람이라면 지방 흡입술 한 번으로 기대하던 결과를 얻기란 불가능에 가깝다. 여러 차례 나누어서 진행하더라도 그 사이 사이에 2~3주 정도의 회복 기간을 거쳐야 하고, 그렇게 수차례 진행하는 만큼 부작용이 생길 가능성도 높아질 것이다. 뽑는 지방의 양이 많을수록 부작용이 생길 확률과 피부 탄력이 회복되지 않을 가능성이 높아지기 때문이다.

또 지방 흡입은 '지방세포를 제거해 주는 수술'이기 때문에 지방 흡입으로 살을 빼면 요요 현상이 없다고 착각하곤 한다. 물론 지방세포를 없애는 수술이기는 하지만 그렇다고 해서 지방을 완전히 다 빼 버리지는 않는다. 피하 지방이 보온과 보호의 역할을 하기 때문이기도 하고, 과도하게 지방을 빼면 피부 괴사나 함몰의 위험성이 증가하는 부분도 있어서 어느 정도는 지방을 남겨 놓는다. 그런데 다시 열심히 먹고, 운동도 안 하면 그 남은 지방세포들이 스물스물 늘어나니 요요 현상이 일어날 수밖에 없다.

결론은 같다. 잘못된 생활 습관을 바꾸지 않으면 지방 흡입마저도 일시적인 효과밖에 없다는 것이다. 지방 흡입 수술을 했더라도 수술 뒤에 꾸준한 운동과 식이요법으로 관리해 줘야 하는 것은 똑같다. 지방 흡입으로 체중 관리를 끝낼 수 있다면, 전신 성형을 받은 할리우드 스타들이 얼마 지나지 않아 몸매가 망가진 채 파파라치에게 찍히는 일은 없겠지.

그렇다면 지방 흡입 수술은 아예 의미가 없을까? 그렇지는 않다. 앞서 말했듯이 원하는 부위의 체지방을 단기간에 빼 주기 때문에 사이즈를 줄일 때에는 어떤 다이어트보다도 만족스러운 결과를 가져올 수 있다. 이런 만족감은 좋은 생활 습관을 유지하기 위한 동기부여가 될 수도 있고, 많지는 않아도 어느 정도 체중이 줄었기 때문에 운동도 조금 더 편하게 할 수 있다.

또 지방 흡입으로 살이 더 처지지 않을까 생각하는 사람들도 있다. 이미 처진 피부라면 한계가 있지만, 오히려 수술로 자극받아 피부층에 탄력이 생기기도 한다.

공부를 하다 보니 실제로 지방 흡입 상담이 어떻게 진행되는지 궁금했는데, 마침 상담은 무료라고 해서 한번 받아 봤다. 65킬로그램 정도로 감량한 이후였는데 상담원은 꽤 자세하고 친절하게 '내가 얼마나 체지방이 많은지' 수차례 강조했다. 내키가 161센티미터고, 몸무게가 65킬로그램이면 비만이기는 해도 그렇게 어마어마하게 문제될 정도는 아니라고 생각했는데 상담을 받으니 이 방법을 꼭 써야겠다고 느끼게 될 정도였다. 역시 건강보다는 미를 추구하는 분야라서 그런 걸까? 상담하면서 지방 흡입의 한계점—체중 감량 정도가 적을 수 있다는 것, 그 후에도 관리가 필요하다는 것, 내 피부에 탄력이 부족하기 때문에 처질 수 있다는 것—도 잘 설명해 주셨다. 상담을 마치고 나오면서 실제로 이렇게 무료 상담을 진행하고 바로 수술을 결정하는 경우가 얼마나 되는지 물어봤는데 거의 대부분이 바로 수술을 진행한다고 해서 깜짝 놀랐던 기억이 난다.

지방 흡입을 하면 몸매 관리에 도움이 될 수 있다. 그러나 빼야 하는 체중이 20~30킬로그램 이상이라면 지방 흡입으로 인한 만족도가 낮을 수 있다는 것은 말해 두고 싶다. 체중 감소나 피부 탄력이라는 점도 그렇지만, 지방 흡입 이후 옷 사이즈가 바뀌더라도 그만큼 동기부여가 되느냐 하는 문제에서도 그렇다. 내 경우에도 체중이 70킬로그램까지 빠졌을 때도 길거리나 백화점에서 옷을 고를 수 없었다. 70킬로그램이든 100킬로그램이든 내 생활에는 큰 변화가 없었기에 '70킬로그램까지 내려갔다'는 사실이 온갖 노력을 기울여 체중을 유지할 만큼의 동기부여가 되지는 않았다. 사람마다 다르겠지만 지방 흡입도 비슷하지 않을까 싶다. 적어도 원하는 범위로 들어가야 동기부여가 될 텐데, 그렇지 못한다면 오히려 더 우울해질 수도 있다.

마지막으로 지방 흡입을 하신 분이라면 꼭 관리 잘 하시길. 많은 사람들이 '지방 흡입=쉽게 살 빼는 방법'이라고 오해하는데 절대 그렇지 않다. 줄어든 몸무게를 유지하려면 돈뿐만 아니라 용기, 고통 그리고 노력이 필요하다. 혹시라도 지방 흡입 후에 '어쨌든 난 지방 흡입으로 뺐으니까!'라는 생각이 떠오른다면 곧바로 다 지워야 한다. 지방 흡입이 체중 감량의 시작이 될지는 몰라도 그 체중을 꾸준히 유지하려면 본인의 노력 없이는 불가능할 테니 말이다.

11

비만 치료의 새로운 대안, 비만 수술

대한 비만학회에서 출판한 《비만 치료 지침》에서 나온 '고도비만 환자의 가장 오랜 기간 동안 체중 감소를 유지할 수 있는 방법'이 뭐라고 생각하는가? 제목에서 이미 눈치챘겠지만, 정답은 바로 비만 수술이다. 넓게 베리아트릭 수술(Bariatric surgery, 요즘에는 Weight loss Surgery라고도 한다)이라고 하는데, 위를 잘라서 크기를 줄이거나 음식물이 지나가는 통로를 좁혀 준다. 수술을 통해 포만감을 빨리 느끼게 하고, 수술 방법에 따라서는 흡수되는 음식물의 양도 줄일 수 있다. 앞서 말했듯이 지방 흡입 수술은 체형 교정 수술이지만, 이 수술은 고도비만을 치료하기 위한 수술이다.

아무래도 수술이다 보니 그 대상은 BMI지수가 35킬로그램/㎡ 이상인 경우로 나와 있다. 키가 160센티미터라면 약물 치료는 64킬로그램 이상이 기준이지만, 수술은 89.6킬로그램 이상이 기준이다. 물론 다른 동반 질환이 있을 때는 그보다 적은 체중에서도 고려할 수 있다. 수업 시간에 배우면서 계산해 보고 '내 체중은 위 수술이 적용될 정도구나!' 하고 충격을 받았었다.

이 방법은 몸 안쪽의 장기를 건드리는 만큼 수술 당시의 위험부담도 크고, 수술 이후에도 다양한 합병증이 발생할 가능성이 있다. 그렇지만 운동 요법, 식이 요법을 포함해서 각종 약물 요법으로도 효과가 없던 중증 고도비만 – 비만으로 생명의 위협을 받는 경우 – 환자라면 고려해 볼 만한 방법이다. 결국 위험부담은 약이나 주사에 비해서 크지만, 비만 상태가 건강에 미치는 위험부담이 더 크다면 이 방법도 생각해 보자는 것이다.

하지만 이것도 날씬해지는 수술은 아니다. 비만 수술의 효과는 초과체중감량률(Excess Weight loss, EWL)으로 따진다. 이 단어 자체에 나와 있듯이 정상적인 비만 수술을 하면 내 몸의 과도한 체중을 덜어 낼 수 있어도 곧장 쭉쭉빵빵이 되지는 않는다. 다만 위장관 통로가 과도하게 좁아지거나 하면 엄청나게 말라 버리는 부작용이 나올 수도 있는데 그런 경우에는 재수술도 받아야 한다.

그리고 수술 이후 한동안은 적응을 위한 식사 관리가 필요하다. 실습 다니면서 비만 수술을 받은 환자의 식단을 보고 동기들과 "저렇게 먹으면 수술 안 받았어도 살이 빠지겠다!"고 이야기했을 정도였으니까.

또 지금까지 말한 모든 방법과 마찬가지로, 수술 이후에 많이 먹으면 살이 안 빠지거나 심지어 다시 찔 수도 있다! 결국 수술이라 해도 알아서 척척척 살을 빼 주는 것이 아니라 좋은 식습관을 기르게 도와주는 것이다. 예를 들면 위밴드 수술을 받고 나서, 금방 배가 차서 예전처럼 음식을 못 먹는다고 음료수나 선식 같은 것을 벌컥벌컥 들이키면 살이 찐다. 그리고 폭식 후 구토를 하던 사람이라면 그 증상 때문에 식도 역류가 더 심해지거나 위, 식도가 늘어나서 재수술이 필요할 수도 있으니 주의가 필요하다.

무슨 방법으로 체중을 줄이려고 하든지 간에 식사 조절, 운동처럼 본인의 노력이 없으면 불가능하다. 비만과 쉽게 이별할 수 있는 완벽한 방법이 있을 거라 기대했다면 그 사실이 막막하게 느껴질지도 모른다. 실제로 자신들에게 맡기기만 하면, 이것만 먹으면, 집에 이것만 있으면 비만은 다 해결된다고 광고하는 회사들이 여기저기에 넘쳐 나니 말이다. 그렇지만 그런 것들은 우리의 약한 마음을 공략하기 위한 것일 뿐이다. 내 몸에 어마어마한 문제가 있다고, 이 방법 아니면 안 된다고 이야기하는 세일즈에 더 이상 넘어가지 말자.

어차피 결국 내가 노력해야 하는 부분이라면, 다른 건 몰라도 지갑은 좀 나중에 열어 보는 게 어떨까? 돈을 쓰고 싶다면 운동 정도에 투자하자. 운동으로 살을 빼는 개념이 아니라 운동하는 법을 배우기 위해 돈을 쓰는 것 말이다.

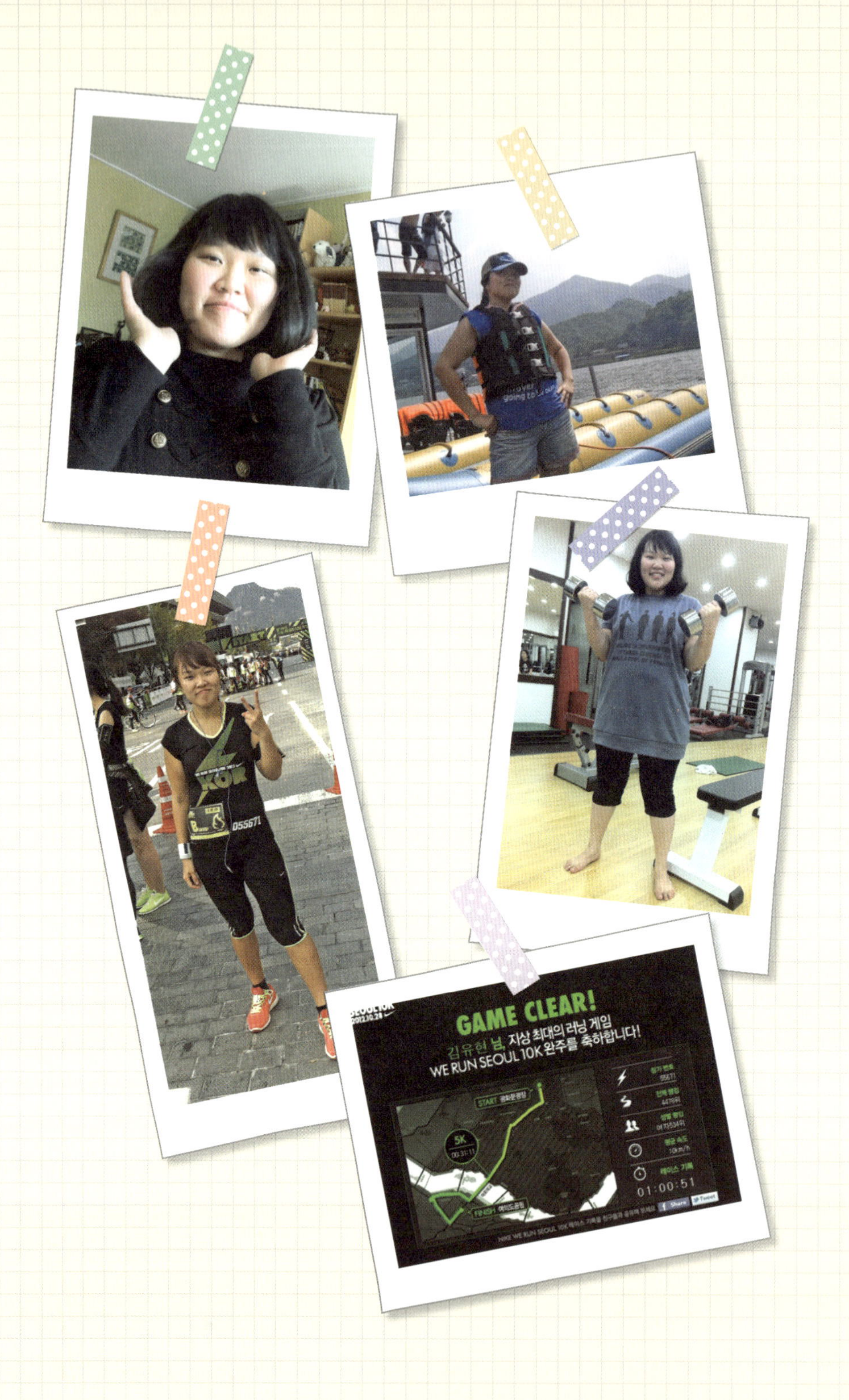
GAME CLEAR!
김유현 님, 지상 최대의 러닝 게임
WE RUN SEOUL 10K 완주를 축하합니다!

여자들만 아는

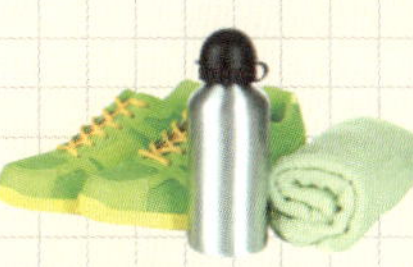

다이어트

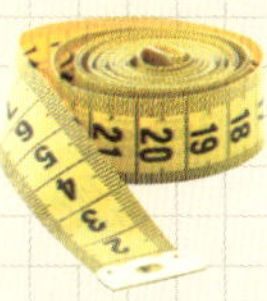

매진기

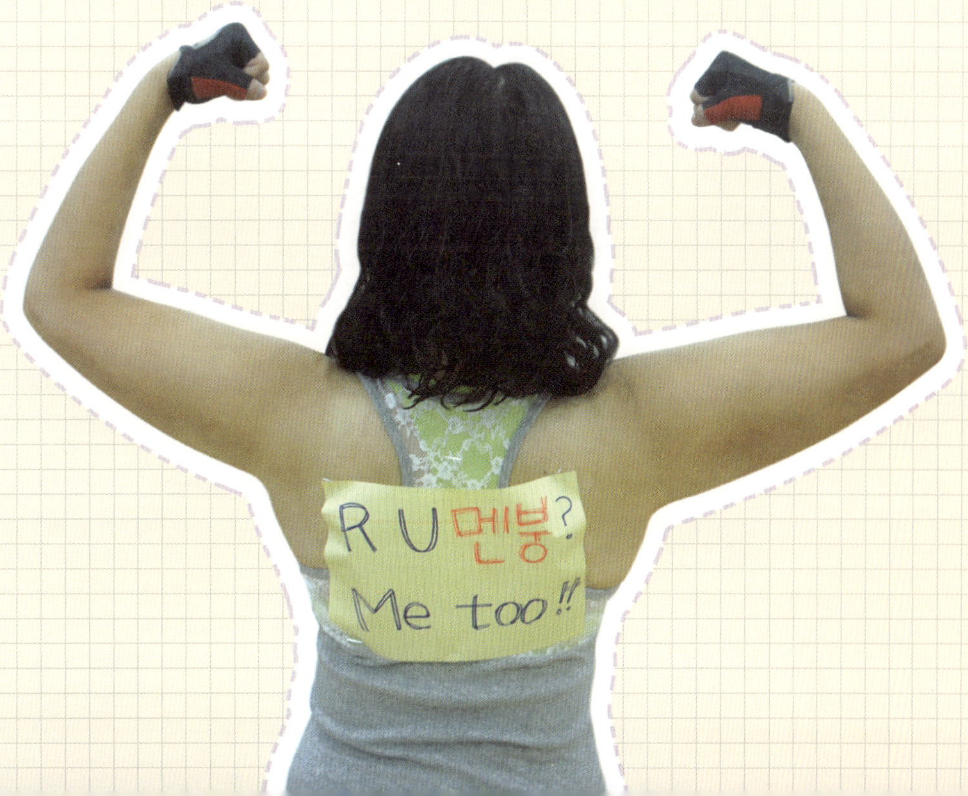

01

날씬함보다
건강함을 추구하자

체중이 많이 나가는 자신을 진심으로 사랑하게 되니 나를 더 소중하게 대해 주고 싶었다. 내가 사랑하는 내 몸이 조금은 더 건강해지기를 바라게 되었다. 다이어트. 지금까지 어마어마하게 많이 했던 다이어트지만 예전에는 살찐 나 자신을 미워하고 못난 모습을 빨리 변화시키려고 몰아붙였다면, 이번에는 조금이라도 내 몸이 건강해졌으면 좋겠다는 마음으로 진행했다.

대체 어떻게 하면 건강에 다가갈 수 있을까 고민하면서, 이전에 시도했던 방법들 중에는 건강해지는 방법이 하나도 없었다는 사실을 깨달았다. '날씬함'이 아닌 '건강함'으로 목표를 잡으니 단식원처럼 독하게 무리하는 방법들은 자연스럽게 제외할 수 있었다. 체중 감량만을 목표로 한다면야, 재빨리 뺄 수 있는 단식원이 가장 효과가 좋다고 할 수 있겠지만 건강이라는 점에서는 오히려 더 멀어질 뿐이니까.

엄청 고민을 했지만 결국에는 교과서적인 결론에 이르렀다. 운동과 식이요법이었다.

"결국에는 운동을 해야겠구나!"

그런데 이것도 날씬함이 아니라 건강함을 위해서라면 진행 방식이 달라져야 했다. 단순히 날씬해지기 위해서라면 어떠한 이유가 있더라도 오늘, 최대한 많이 운동하는 것이 좋다. 그만큼 칼로리를 많이 소모해서 체지방을 날려 버려야 하니 말이다. 그렇지만 건강을 위해서라면 운동이 필요한 날도 있지만 휴식이 더 중요한 날도 있다.

"그런데 과연 그 차이를 내가 알 수 있을까?"

운동이라고는 다이어트 하겠다고 독한 마음을 먹었을 때 빼고는 숨 쉬기 정도밖에 안 했던지라 더더욱 자신이 없었다. 지금까지 학교에서 체력장이나 운동회를 한다고 하면 아프다는 핑계로 숨어 버렸다. 돈을 벌면서는 대중교통을 타고 걸어 다니는 것도 귀찮아서 택시를 애용했다. 다이어트 하겠답시고 운동을 시작했을 때도 작정하고 일주일 동안 헬스장에서 살다시피 하다가 지쳐 나가 떨어져 버렸고. 그렇게 무식하게 운동하는 방법밖에 모르는 내가 제대로 운동해서 건강을 되찾을 자신이 없었다.

그래서 운동을 체계적으로 배우기로 결심했다. 이전까지는 운동을 배운다는 생각 자체를 한 적이 없었다. 어차피 운동은 칼로리를 소모하는 것에 불과하니까 그냥 대충 몸을 움직이면 된다고 생각했다. 그 생각은 크게 변하지 않았지만 내 몸의 상태를 파악하고 어떤 운동을 얼마나 하면 좋을지 알아 가고 싶었다. 내 체력을 과신하다가 금방 방전되는 실수를 반복하고 싶지 않았으니까.

1년을 투자하기로 했으니, 기왕이면 잘 먹고 운동도 차근차근 할 수 있는 센터에 들어가기로 마음먹었다. 인턴이 끝나는 날, 응급실에서 밤새 나이트 근무를 마치고 곧바로 집에 가서 짐을 챙겨 출발했다. 센터에 가 보니 열심히 운동하는 사람들 때문에 2월인데도 후덥지근했다. 여자들이 무섭게 집중하면서 열기를 뿜어내는 모습을 보며 나도 곧 이 열기 안으로 들어가겠구나 하는 생각에 설레기 시작했다.

'그래, 여기서 내가 건강해지는 거야!'

페이스북으로 친구들에게 내가 입소한다는 사실도 다 알려 버렸다. 예전에는 다이어트 하는 것도 부끄러워서 숨겼는데 마음이 바뀌니까 이런 부분도 같이 바뀌었다. 뭐, 살찐 걸 숨길 수도 없고, 오히려 이제는 건강을 돌보기 위해 노력하는 나 자신이 자랑스러웠다.

센터에 들어가서 처음 측정한 체중은 95킬로그램. 마지막에 응급실을 돌면서 살이 조금 빠진 상태였는데도 이 정도였구나. 어느 정도 예상했던 결과라 담담하게 받아들였는데 같이 갔던 엄마가 한숨을 쉬었다. 그럴까 봐 내 돈 내고 혼자서 상담하겠다고 했는데 엄마는 굳이 같이 왔다. 그런데 결국 이런 반응을 보이다니. 한껏 뜨거워졌던 마음이 식기 시작했다. 그나마 오래 상담하지 않아서 대충 정리하고 헤어지려고 했는데 엄마는 급기야 눈물을 흘리기 시작했다. 아아, 정말이지 엄마는……!

"난 살이 찐 덕분에 이런 곳에서 운동하고 건강을 챙기는 경험을 할 수 있어서 좋다고. 재미있다고 생각한단 말이야! 그런데 왜 울고 그러는 거야?!"

"알아. 네가 그렇게 생각하는 거 다 아는데, 그냥 여러 가지 생각이 들어서 그래……."

"제발 옛날 일들 이야기하지 좀 마. 지금 나는 건강해지려고 노력하는 건데 엄마가 이러면 나도 심란하잖아. 내 결심을 꺾지 말라고."

이미 늦은 시간이었다. 수년 동안 서로에게 쌓인 감정들이 정리되지 않은 채로 엄마는 서울로 돌아갔다. 마지막까지 싸웠더니 정말 지쳤지만 그래도 이제는 모든 것을 내려놓고 나 자신만 돌보면 된다는 생각에 다시 기운이 나기 시작했다.

'그래, 제대로 한번 해 보자!'

02

운동도
배우니까 다르네

내가 센터를 고를 때 가장 중요하게 생각한 기준은 '밥'이었다. 밥을 안 먹다시피 하면서 운동한다면, 예전에 내가 혼자서 독하게 했을 때처럼 체력을 키우는 것이 아니라 축내기만 할 테니까. 매일 2000칼로리. 아침 생선 반찬, 점심 고기반찬, 저녁은 샐러드나 볶음밥 등이 나왔는데, 인턴 생활을 하면서 나는 폭식 아니면 과자와 음료수처럼 극단적인 식단으로 버텼던 터라 매 끼니를 제대로 챙겨먹는 것이 부담스러웠다. 게다가 안 하던 운동을 하다 보니 지쳐서 먹을 힘도 없었다. 그렇지만 센터의 선생님들은 앞으로 꾸준히 운동을 해야 되니까 밥도 열심히 먹으라고 하셔서 열심히 밥을 씹어 넘겼다. 센터에서 나오는 밥을 다 먹게 되는 데까지 한 달 정도가 걸렸다.

운동도 급하게 진행하지 않았다. 무작정 많이 걸으면 장땡이라고 생각했던 유산소 운동도 다양하게 해 봤고, 단순히 양이 아니라 질을 조금씩 높여 갔다. 이전까지 별생각이 없던 무산소 운동, 웨이트트레이닝의 중요성도 알게 되었다. 내 몸도 마음대로 움직이지 못해서 1킬로그램짜리를 들고도 부들부들 떨면서 동작 하나하나를 익히기 시작했다. 그러면서 그냥 열심히 운동하면서 체력, 근력이 알아서 생기길 기다리지 말고, 조금 더 머리를 쓰는 게 효율적이라는 사실도 알게 되었다.

특히 체중이 많이 나갈수록 운동을 배우는 게 더 좋다고 생각하게 되었다. 나와 비슷한 체격이었던 신입 회원이 입소하자마자 급하게 동작을 따라하다가 무릎이 '와직' 하면서 탈골된 것을 본 다음부터는 더 올바른 자세를 배우려 노력했다.

체중이 많이 나가는 만큼, 운동을 많이 하지 않았던 만큼 동작이 살짝만 잘못되어도 관절에 큰 부담이 생겨 버린다. 보통 체중이라면 대충 넘어갈 경우라도, 체중이 많이 나가면 관절에 부담을 줘서 염증이 생기거나 심한 경우 탈골, 골절 등의 부상으로 이어질 수도 있다. 사고 장면을 목격하고 난 이후에는 프로그램 시간뿐만 아니라 중간 중간 쉬는 시간에도 센터에 계시는 여러 트레이너 쌤들에게 질문해 가면서 열심히 배웠다.

03

비만을 아는
우리만의 이야기

센터에 들어가서 잘 먹으면서 운동을 배우는 것도 좋았지만, 공감할 수 있는 사람들이 있다는 것이 참 좋았다. 비슷한 경험과 상처를 공유하고 있는 사람들이 모인 공간.

서로 지금까지 살아오면서 체중이 많아서 겪은 이야기보따리들을 하나 둘 풀다 보니 묵혀 뒀던 상처들이 조금씩 낫는 것이 느껴졌다. 물론 다른 사람들에게도 내가 느꼈던 감정을 하나하나 설명할 수도 있었겠지만, 그건 마치 이 유머가 왜 재미있는지 설명하는 것처럼 완전히 느낌이 달랐으리라. 또 '살쪄서 그렇게 힘들면 빼면 되잖아?'라는 대답이 돌아올까 봐 그런 상처들을 나누지 못했다. 오히려 상처입지 않은 척, 괜찮은 척하는 것에만 집중했었다. 그런데 이곳에서는 내가 받았던 상처들을 숨길 필요도, 자세히 설명할 필요도 없었다. 그냥 상황만 설명해 줘도 우리는 "아……, 그 기분 알아." 하고 통했으니까.

정말 짜증나는 오지라퍼들 이야기도 많이 했다. 특히 목욕탕이나 미용실, 아니 심지어 그냥 지나가던 아주머니들이 그렇게 오지랖을 떨었다. 애 엄마인 줄 알았다고, 살 좀 빼야겠다고, 먹을 거 신경 쓰고 운동 좀 하라고, 좋은 병원이나 샵 있으니까 소개시켜 주겠다며 약을 먹어 보지 않겠느냐는 말과, 자기가 아는 누구는 이걸로 몇 킬로그램을 뺐다고. 게다가 오지라퍼들은 그렇게 우리의 마음을 난도질하면서도 보통 '내가 마음씨가 좋아서 이렇게 신경 쓰고 챙겨 주는 거야.'라고 생각했다. 마치 내가 그 이야기를 듣는 것만으로도 살이 쫙쫙 빠질 것처럼.

"하이고, 그런 이야기로 자극 받아서 빠질 살이었으면 이렇게 찌지도 않았을 거야!"

그리고 아무것도 신경 쓰지 않고 살만 빼도 돼서 진짜 편하겠다고 툭 내뱉는 사람들에 대한 불만도 빠지지 않았다.

"아무 걱정 없이 살 빼는 것만 신경 써도 되니까 편하다고? 그럼 아무 걱정 없이 공부만 신경 쓰면 되는 고3 생활이 그렇게 편하셨나 봐?"

이러면서 우리끼리 씁쓸하게 웃기도 했다.

그 외에도 지금까지 폭식을 어느 정도까지 해 봤는지, 체중 때문에 얼마나 비참한 기분을 느꼈는지, 어떤 취급까지 당해 봤는지 등등 어디에서도 함부로 꺼내지 못했던 이야기들을 나눌 수 있었다.

힘든 일뿐만 아니라 기쁜 일도 나눌 수 있었다. 내가 오랜만에 쇄골과 마주했던 날이었다. 그냥 바로 서 있을 때도 아니고, 모델의 오뜨꾸뛰르 포즈 (등을 최대한 굽히고 어깨를 앞으로 뺀 자세)를 했을 때 보인 건데도 다 같이 기뻐했다. 체중의 앞자리 숫자가 바뀌면 혹은 세 자리에서 두 자리 숫자가 되었을 때도 마찬가지였다. 바깥에서라면 "그래도 아직 많이 남았잖아. 더 열심히 해 봐."라고 반응했을 텐데, 우리는 그것이 얼마나 힘들고 노력이 필요한지 아니까 자기 일처럼 기뻐하고 축하해 줬다. 앞으로 갈 길이 멀면 멀수록 잘하고 있다는 칭찬이 필요했는데 같이 생활하고 있는 친구들이 정말 도움이 되었다. 이것이 바로 자조 그룹의 힘이라는 생각도 하게 되었다.

미드를 보면서 알콜 중독자의 자조 그룹인 AA(알콜중독 익명 모임, Alcoholics Anonymous)가 나올 때마다 비만 익명 모임도 있으면 정말 좋겠다는 생각을 했었다. 살이 찐 사람들도 이렇게 모여서 같이 이야기 나누고, 같이 노력하면 조금 더 건강에 가까워질 수 있을 것 같았다. 그래서 열심히 검색해 봤지만 별거 없었다. 간혹 그런 모임인 것 같아서 참석해 보면 다이어트 식품 광고나 트레이닝 센터 영업이었다. 심지어 그런 자리에 갔다가 분위기에 휩싸여서 카드를 긁어 버린 적도 있었다. 이렇게 '혹시나' 하고 기대했다가 '역시나' 하고 실망하면서 비만 모임에 대해서는 기대도 안 하게 되었다.

그러다가 이 센터에서 지내면서 이렇게 같은 고통을 경험한 사람들과 이야기하기만 해도 아주 큰 힘이 나는 것을 직접 느낄 수 있었다. 의욕이 꺾일 때, 무너질 것 같을 때도 힘이 되었지만, 우리끼리만 아는 소소한 기쁨을 나눌 때도 정말 자신의 일처럼 기뻐해 줬다. 또 서로에 대한 진지한 충고도 비뚤어진 마음 없이 받아들일 수 있었다. 아무래도 지금까지 정상 체중을 벗어나 본 적도 없는 사람에게 '살 빼려면 이렇게 해야 돼!'라는 이야기를 들으면 "30킬로그램 빼 본 게 아니면 말을 마시죠!"라고 받아치게 되지만, 실제로 20~30킬로그램을 뺀 사람들의 이야기에는 귀를 기울이게 되었다.

그렇게 함께하면서 여러모로 도움을 받다 보니 더 많은 비만인과 힘을 나눌 수 있는 모임이 생겼으면 하는 마음이 더 간절해졌다. 나야 이 센터에서 이렇게 조금씩 나아가고 있지만 모든 뚱뚱한 사람들이 센터에 들어올 수는 없을 테니까. 내가 나중에 전문의가 되고 또 여유가 생긴다면 그런 모임을 만들어 볼까하는 마음도 살짝 들었다.

센터에서 나누었던 다양한 이야기 중에서 어떤 언니가 한 말 중 제일 마음에 와 닿았던 것이 있다.

"우리에게 살은 인생의 짐이야. 너무 오래 지고 왔다. 이제 내려놓을 때가 됐어!"

04

에어로빅에
혼을 담아

나는 어렸을 때부터 춤을 참 좋아했다. 여중, 여고 다니면서 무용 시간이 있다는 것이 참 좋았고, 대학교 다니면서 거의 유일했던 교양 과목으로 댄스 스포츠를 선택하기도 했다. 그런 나에게 '에어로빅'은 신 나게 춤추면서 땀을 뺄 수 있는 즐거운 시간이었다.

물론 처음 에어로빅을 시작했을 때는 진도를 따라가기가 너무 힘들었다. 50여 분의 에어로빅 시간 중 마지막 10~20분만 새로운 곡의 동작을 배우는 시간이었고, 나머지는 알아서 따라 해야 했다. 매번 수업 시간 내내 동작을 가르치다보면 장기간 참여하고 있는 회원들에게 전혀 운동이 되지 않기 때문인데 무작정 따라하자니 쉽지 않았다. 거울을 보면, 손을 내려야 하는데 계속 들고 있어서, 혹은 다들 오른쪽으로 가는데 혼자 왼쪽으로 가서 눈에 확확 띄었다. 나 말고는 다들 동작을 알고 있는 것 같았고 혼자서 틀릴 때면 주변에서 비웃는 것 같았다.

그렇게 위축이 될…… 뻔하다가 문득 내가 춤 잘 추려고, 에어로빅 대회 나가려고 하는 것이 아니라는 생각이 들었다. 그러면서 남들의 시선 따위 다 털어 버리고 틀리지 않는 것보다도 동작을 크게 따라 하는 것에 집중했다. 그러다가 틀리면 같이 웃어 버리면 되고.

열심히 하려고 했지만 아무래도 무게가 무게다 보니 몸이 마음처럼 되지는 않았다. 무릎이 아플까 봐 폴짝폴짝 뛰지는 못하고 무릎만 살짝 살짝 굽히는 정도였다. 팔뚝도 참 문제였다. 팔뚝 살 때문에 에어로빅 하기가 더 힘들었다. 에어로빅 동작 중에 만세를 한 상태에서 팔을 좌우로 흔드는 동작이 굉장히 자주 나오는데 팔에 살덩어리들이 붙어 있는 상태에서 좌우로 흔들다 보면, 나는 팔을 멈추려고 해도 살덩어리의 진자 운동 때문에 또잉, 또잉 하면서 휘청거리게 되었다.

그래도 폴짝폴짝 뛰지는 못해도 최선을 다해서 몸을 움직이다 보니 에어로빅 한 시간 하고 나면 티셔츠가 땀으로 흠뻑 젖었다.

"이렇게 하는데 살이 안 빠질 수가 없겠어요."

암암, 그러려고 운동하는 거니까! 온몸의 살들이 떨어져 나갈 것처럼 온 힘을 다해 에어로빅에 임했다.

그렇게 겁 없이 따라 하다 보니 동작을 더 빨리 몸으로 익힐 수 있었고 점점 내가 아는 곡들이 늘어났다. 동작을 외워서 할 수 있게 된 다음부터는 동작 하나하나를 제대로 하는 것에 집중하기 시작했다. 팔을 벌릴 때는 팔이 등 가운데서 시작하는 것처럼 등까지 힘을 딱! 주고, 무릎을 들어 올릴 때는 복근까지 써 가면서 흡! 하고 들었다. 에어로빅에 임하는 자세도 '최선을 다하기'를 넘어서 '에어로빅 쌤보다 열심히 하기'로 바뀌었다.

점점 혼자서 신 나게 얼굴 근육까지 써 가면서 에어로빅에 혼을 담았다. 김유현 하면 에어로빅을 떠올릴 정도로 말이다. 내가 에어로빅 하는 것을 보면 흥이 나고 더 열심히 하게 된다는 친구들도 생겼다!

에어로빅을 하면서 정말 중요한 한 가지를 얻었다. 몸을 움직여 칼로리를 소모하는 것? 그것보다 더 중요한 것이었다. 바로 몸을 움직이면서 놀 수 있다는 사실! 무슨 당연한 말을 하느냐고 생각할 수도 있겠지만, 그전까지 나에게 '노는 것=가만히 앉아서 뭔가를 하는 것'이었다. 내 취미도 만화책 보기, 영화 보기, 미드 보기, 커피 마시며 수다 떨기 등이었지 움직이는 것은 눈 씻고 찾아봐도 없었다. 그런데 신 나게 에어로빅을 하다 보니 수업이 없어도 우리끼리 모여서 노래를 틀고 으쌰으쌰 춤추면서 놀 정도가 됐다. 에어로빅 하는 걸 영상으로 찍어서 동작을 익히기도 했고, 내가 춤추는 것을 이렇게 좋아하는구나 싶기도 했고, 몸을 움직이는 행위도 즐거울 수 있다는 것을 느끼기도 했다.

05

내가
바지를 입다니!

지금까지 바지를 안 입고 살았느냐 하면 그것은 아니다. 그렇지만 살이 찌고서는 지퍼를 올리고 단추를 잠가야 하는 바지는 거의 안 입었다. 일단 맞는 바지를 찾는 것도 어려웠고, 빅 사이즈 매장에서 허리둘레에 맞춰 추가 비용을 지불하고 주문해도 안 맞는 경우도 많았다. 밑위가 짧아서……라기보다는 내 배가 나오고 엉덩이가 커서 그랬겠지. 제법 넉넉한 걸로 주문해도 막상 도착한 바지들은 내 몸을 거부했다. 그렇게 바지들에게 상처 받다 보니 더 이상 도전조차 안 하게 되었고, 그 대신에 융통성 있는 고무줄 바지와 깊은 사랑에 빠져 버렸다.

내 몸에 맞는 바지를 찾기도 힘든 마당에 고무줄 바지는 정말 사랑스러웠다. 심지어 정장도 고무줄 바지로 찾아서 샀다. 마침⑦ 금속 알레르기도 있어서 고무줄로 된 바지를 찾아 입을 핑계로 안성맞춤이었다. 문제는 그 바지가 너무 편하다 보니 살찌는 것을 의식하지도 못했고, 또 몸에 힘 하나 안 주고 그냥 널브러지게 되었다는 것이다. 살쪄서 고무줄 바지를 입었는데, 고무줄 바지를 입으면서 살이 더 쪘다.

그 이후로는 일반 매장에 나온 바지를 입는다는 것은 꿈도 안 꿨는데 살을 열심히 뺐더니 혹시나 하는 마음이 들었다. 그러던 어느 날, 욕실용 슬리퍼를 사러 마트에 들렀다가 거대한 의류 매장을 발견했다. 구경하는 사람들도 별로 없었지만, 나에게 더 귀중한 '상주 직원이 없는 매장'이라서 슬쩍 눈치를 보며 매장으로 들어갔다.

줄줄이 놓여 있는 청바지 앞으로 걸음을 옮겼다.

'하아, 나의 로망, 청바지여! 나와 그대의 거리는 어느 정도인고?'

쓱 둘러보는데 XXL까지 나와 있었다! 무려 35인치!! 대부분은 XL, 33인치까지 있는데 희한하게도 할인하는 청바지에는 XXL 사이즈가 있었다. 마치 나를 위한 것처럼.

'들어갈 수도 있겠다!!' 하는 마음이 들면서도 혹시라도 누가 보고 있을까 봐 재빨리 집어서 피팅룸으로 들어갔다. 35인치 바지는 생각보다 컸다. 이거면 쓱 들어갈 것 같았지만, 막상 엉덩이와 배까지 구겨 넣으니까 따악 맞았다. 흠, 조금 더 솔직하게 말하자면 약간 타이트했다. 그래도 바지의 지퍼를 올릴 수 있고, 단추를 잠글 수 있고, 숨도 쉴 수 있어서 행복했다.

사도 입을 것 같지는 않아서 바로 벗어서 접어 두고 나왔지만 입꼬리가 슬쩍슬쩍 기어 올라가기 시작했다.

'흐흐흐…. 내가 일반 매장에 나오는 옷을 입었다고!'

물론 그게 제일 큰 사이즈였고, 모든 바지가 그 사이즈까지 나오지 않는다는 것 따위는 상관없었다. 과연 일반 매장에서 따로 주문하지도 않고 기성품을 그대로 입을 수 있었던 게 언제였던가? 아, 기억나지도 않았다.

'정말 기쁘다. 김유현!! 노력한 게 몸으로 드러나기 시작하고 있어!!!'

일반 매장에서 제일 큰 사이즈의 옷이 맞았다는 사실을 다른 사람들에게 알렸다가는 그냥 동정이 묻어나는 칭찬이나 비웃음을 들었겠지만, 센터에 돌아와서 동기들에게 이 이야기를 했더니 나만큼이나 기뻐했다.

"그래, 요즘 확실히 살이 많이 빠진 것 같아 보였어!"

"맞아, 뒷모습에서 엉덩이가 예전만치 튀지 않더라고."

역시……, 우리들만 아는 뭔가가 있다니까?!

이날을 기점으로 해서 체중보다도 거울에 보이는 내 몸에 신경 쓰기 시작했다. 그리고 짬짬이 마트 의류매장에서 옷을 입어 보기 시작했다. 꽤 큰 사이즈까지 나오고 또 나를 지켜보는 사람이 없어서 편하게 입어 볼 수 있었기 때문이다. 그러면서 점점 사이즈를 줄여 나가는 재미를 알게 되었다.

06

줄어드는 가슴을
어이할꼬?

내가 원하는 부위만 골라서 살을 뺄 수 있다면 얼마나 좋을까! 안타깝게도 체중이 줄면서 원하는 부위는 물론이고, 그대로 있었으면 하는 살도 같이 빠졌다. 눈 밑이 빠지면서 퀭해지기도 하고, 가슴살도 확확 빠졌다.

"아, 다이어트 해서 가슴이 원래 크기로 돌아갔을 뿐이에요. 이제는 그 가슴 크기에 맞는 몸으로 만들면 됩니다!"

원장님의 친절한 대답을 듣고 우리는 마음속으로 '대체 뭔 소리야!!'라고 외쳤다.

나는 과거에도 체중에 비하면 가슴이 그다지 큰 편이 아니었다. 그래서 가슴이 더 작아지지는 않았으면 하는 마음으로 스포츠 브라도 열심히 챙겨서 했지만 가슴도 지방이라 배가 쑥쑥

들어가는 만큼 가슴도 사이좋게 쭉쭉 줄어들었다. 결국 70킬로그램 대에 진입하면서는 B컵이 헐렁헐렁해졌다. 이 속도라면 뱃살이 다 빠졌을 때는 AA컵이 되어 버릴 것 같았는데 다행히 A컵 이후로는 줄어들지 않았다. 그나마 처지지 않은 것이 다행이라면 다행일까?

가슴 웨이트트레이닝을 열심히 하면서 탄력이나 라인을 잡아 줄 수 있었지만, 남자들처럼 막 커지지는 않았다. 가슴 근력 운동을 해서 지방 덩어리인 여자의 가슴을 키울 수 있다면, 복근 운동을 하면서 뱃살을 찌울 수 있다는 거나 마찬가지니 말이 안 된다.

그리고 원장님 말씀대로 지금 가슴 크기가 유지되면서 갈비뼈 위로 잡히는 옆구리 살이랑 뱃살이 좀 더 빠진다면 컵 사이즈는 다시 오를 수도 있겠구나 싶었다. 어차피 컵 사이즈는 가슴 밑 둘레와 가슴둘레의 차이로 결정되니까.

그래서 줄어드는 가슴을 보며 더 이상 우울해하지 않으려고 노력하면서 다이어트에 집중했다. 처지지 않고 탄력을 키울 수 있게 가슴 웨이트트레이닝은 꾸준히 했고. 그렇지만 나름대로 있던 녀석이 없어지니까 영 허전해서 난생처음 뽕이라는 녀석도 주문해 봤다. 인터넷으로 두 세트를 주문했는데, 그거 치고는 엄청 큰 택배가 도착했다.

"과대포장인가?"

이렇게 중얼거리면서 열어 봤다가 아주 빵 터졌다!

지금까지 뽕을 사 본 적이 없어서 가격이 얼마인지를 전혀 몰랐다. 그래서 대충 보고 결정했는데 알고 보니 뽕 두 세트가 아니라 10세트를 두 개 사 버린 것이다. 순식간에 총 20개, 40쪽의 뽕이 생겨 버렸다. 한 번에 몇 겹씩 쓰려는 거냐며 웃고는, 나 말고도 줄어든 가슴 사이즈 때문에 고민하는 센터 친구들에게 이리저리 나눠 주고 나름대로 해피엔딩을 맺었다!

이와 관련해서 잠깐 사족을 달자면, 우리나라 여성들은 자기 가슴 사이즈를 잘 모르고 있다는 이야기를 많이 듣기는 했지만, 직접 측정해 보고는 깜짝 놀랐다. 살을 뺀 후 내 사이즈는 A라고 생각했는데 한 번쯤은 제대로 측정해 보고 싶어서 백화점 속옷 매장에 가서 측정했더니 어마어마한 결과가 나왔다. 브랜드나 제품에 따라 달랐지만 C~E 정도로 입어야 한다는 거다! 그뿐만 아니라 지금까지 A컵을 입으면서 가슴으로 들어와야 될 살을 옆구리로, 겨드랑이로 밀어 내고 있었다는 이야기에 충격을 받았다. 브래지어를 제대로 입는 법(이것도 중요하다!)까지 배우고 나니 라인이 완전히 달라졌다!!!

다이어트와 조금 상관없는 이야기이지만, 아름다운 몸을 가꾸려면 자기 몸에 맞는 옷을 입는 것도 정말 중요하고, 몸과 가장 직접적으로 접촉하는 속옷도 정말 중요하다고 생각해서 사족을 달아 봤다. 사지 않더라도 친절하게 사이즈를 측정해 주니 한 번쯤은 정확한 가슴 사이즈를 측정해 보길 바란다.

07

처음으로
몸이 가벼워지는 느낌

꾸준히 운동하고 간식 없이 식사만 잘 하다 보니 점점 살이 빠졌다. 물론 단식이나 어쩌고 다이어트랍시고 거의 굶었을 때보다 감량 속도는 느렸지만, 2000칼로리 약간 넘게 먹으면서도 살이 빠지는구나 싶어서 내심 신기했다. 그리고 무엇보다 몸의 느낌이 예전에 다이어트를 했을 때와 전혀 달랐다.

예전에는 체중과 옷 사이즈가 줄어들어도 몸이 무거워졌다. 머리도 '띵' 하고 피곤해졌다. 몸은 마치 물에 적신 솜처럼 묵직했고, 가끔은 이러다 죽을 수도 있겠다는 생각도 들었다.

그런데 이번에는 살이 빠지면 빠질수록 몸이 가벼워지는 느낌이었다. 지방 덩어리들이 줄어들어서인지 근육이 늘어서인지 운동이 점차 쉬워졌고, 내가 원하는 대로 몸을 움직일 수 있어서 운동이 더 재미있어졌다.

그렇게 몸이 가벼워졌어도 도저히 뛰지는 못할 것 같았다. 무릎이 아플까 봐 너무 무서웠다. 체중도 상당히 줄었고 다리의 근력도 충분히 키웠으니 도전해 볼 만했지만 나는 겁이 많았다. 그래서 3개월 동안 5.0km/h로 가끔 경사도나 높여 가면서 운동했는데 점점 시간을 늘려도 피로도만 급격하게 늘어났다.

살이 빠지고 근력이 늘면서 똑같은 운동을 해도 예전보다 칼로리를 덜 소모하게 되니, 운동 프로그램을 바꾸지 않으면 결국에는 살이 더 이상 안 빠지는 시기가 올 수밖에 없었다. 근력 운동이야 무게를 점점 늘리면 되는데 유산소 운동의 질도 높일 필요가 있었다. 물론 사이클이나 스테퍼 등 다른 유산소 운동을 할 수도 있었다. 그렇지만 도전해 보지도 않고 안 맞는다고 넘겨 버리지 않도록 담당 트레이너였던 민 선생님이 도와주셨다.

민 선생님이 짜 준 프로그램은 러닝머신 설정으로 5.0km/h 으로 1분, 8.0km/h으로 1분 이렇게 10번을 반복하는 것이었다. 1분이라는 긴 시간 동안 뛸 수 있을까? 넘어지거나 무릎이 아파 오지는 않을까? 전날 까지 잔뜩 긴장해서 인터넷으로 '잘 뛰는 방법', '뛰는 자세' 등을 검색해 보기도 하고, 센터에서 정신적인 지주였던 한 선생님한테 질문도 했다.

"선생님, 어떻게 하면 잘 뛸 수 있어요?"

"딱 세 가지만 기억하세요. 시선은 정면, 숨을 쉬는 것을 잊지 말고, 발소리가 쿵쿵 나지 않게."

드디어 트레드밀에서 생전 처음으로 뛰는 날이 왔다. 다른 유산소 운동을 마무리하고 트레드밀에 올랐다. 나에게 익숙한 속도인 5.0km/h에서 걷다가 8.0까지 올리면서 띠리리릭 소리와 함께 나도 모르게 온몸에 힘이 들어가기 시작했다. 벌써부터 무릎이 아픈 것 같았다. 다시 내릴까 싶던 순간, 내 발소리가 들리기 시작했다.

"쿵! 쿵! 쿵! 쿵!"

발소리가 너무 크다는 것을 깨닫자 한 선생님이 말씀하신 세 가지가 떠올랐다. 일단 쉬운 것부터 하자! 정면을 바라보고 숨을 천천히 고르기 시작했다.

"후, 흡, 후……."

조금씩 긴장이 풀리면서 딱딱하게 굳었던 몸도 풀리기 시작했다. 발소리가 쿵쿵 나는 것은 내 몸무게 때문이니 어쩔 수 없겠다고 생각했다. 그런데 몸의 긴장이 풀어지면서 발을 내리찍는 것이 아니라 무릎을 살짝 굽힌 상태로 발을 착착 내려놓으니 소리가 많이 줄어들었다. 처음에 뛸 때는 내 발소리가 온 센터를 울리고 있는 느낌이었는데.

그렇게 뛰는 자세를 생각하니 어느새 1분이 지나 있었다. 무사히 프로그램을 마치고 나서 스스로가 정말 대견해졌다. 물론 1분씩밖에 뛰지 않았지만, 지금까지 살면서 트레드밀은 걷는 기구라고 생각했던 나에게 큰 도전이었다.

"우와! 나도 달릴 수 있는 인간이었어!!"

08

의욕이 꺾일라치면
내기를 해야지!

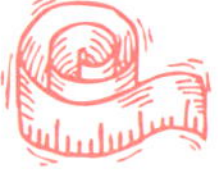

센터에 들어간 지 얼마 안 되었을 때 이미 오랫동안 센터에 있던 언니가 해 준 말이 있다.

"센터 안에서는 1킬로그램 빠지면 좋아하는데…… 막상 밖에서는 아니야. 전혀 아니야! 5킬로그램을 빼도 그대로 뚱뚱한 사람이라고. 10킬로그램 정도면 티가 날 것 같지? 그것도 아니다……. 진짜 우리 같은 몸은 20킬로그램은 빠져야 사람들이 좀 빠졌구나… 하더라고."

아마도 빠진 것을 몰라준다기보다는 그렇게 뺐어도 내가 '뚱뚱한 사람'이라는 분류에서 벗어나지 않았다는 표현이리라. 으음, 마치 빚이 엄청 많은 사람이 반쯤 갚았다고 부자가 되는 것이 아닌 것처럼 말이다.

10킬로그램 정도 뺐을 때도 사람들의 반응은 뜨뜻미지근했다.

"으음, 살이 좀 빠진 것 같기는 하네?"

"열심히 했나 봐."

나름대로 꾸준히 빠지고 있었고, 또 스스로는 몸이 좋아지는 것이 느껴졌는데 남들이 알아차리기까지 이렇게 오래 걸릴 줄은 몰랐다. 이번에는 분명히 남들에게 보여 주기 위해서가 아니라 나를 위해서 빼겠다고 생각하고 진행했으면서도 좀 아쉬웠다.

게다가 다이어트 하러 센터에 들어간다고 했더니 연예인들처럼 짜자 하고 변신해서 나올 거라고 기대하는 게 참 곤란했다. 대부분은 독하게 마음먹고 짧은 기간에 쫙 빼는 게 다이어트라고 생각하니까. 어쩌면 '그렇게 뚱뚱하면서도 천천히 느긋하게 빼고 있다니.'라고 생각했을 수도 있겠다. 나는 꽤나 치열하게 건강을 되찾고 있었는데 말이다.

그래도 나 혼자 겪는 일이 아니라 다행이었다. 내가 도움을 청할 수 있는 사람이 주변에 많았다. 이미 그런 시기를 뚫고 나간 친구도 있었고, 같이 그 답답함을 느끼는 친구들도 있었다. 그럴 때 자주 써먹었던 것이 바로 내기였다!

무슨 일이든 열심히, 꾸준히 하다 보면 조금씩 지치고 질리는 순간들이 오는데, 내기를 하면 그 질린 마음을 경쟁심으로 넘길 수 있었다.

누가 먼저 몇 킬로그램을 찍을 것인가?

내기를 하면서도 우리는 '건강하게'라는 마음을 버리지는 않았다. 일단 너무 장기전으로 가면 오히려 무리하다 지쳐 나가떨어질 수 있으니 목표 체중에서 1~2킬로그램 정도 남았을 때만 했다. 그리고 또 중요한 조건이 절대 굶지 않기! 벌칙이 좀 세서 경쟁이 치열해지다가 괜히 조금 더 빨리 빼 보겠다고 건강한 방식을 버리게 될까 봐 항상 이 조건을 걸었다.

보통 이긴 사람의 소원 들어주기, 아니면 진 사람이 쪽팔리는 짓 하기였는데 나는 대부분 졌다. 그래서 이것저것 이상한 옷도 입고, 괴상한 벌칙도 많이 했지만 그래도 내기하면서 웃샤! 하고 힘을 낼 수 있었다.

혼자 집중해서 운동하는 것을 좋아했지만, 넘어질 것 같을 때에는 주변에 누가 있어 준다는 사실이, 그리고 그 사람이 나와 같은 경험을 나누었다는 사실이 정말 큰 힘이 되었다. 센터에서뿐만 아니라 바깥에 나가서도 나와 같은 경험을 하고 있는 다른 사람들에게 힘을 주고 싶어졌다.

그렇게 꾸준히 노력을 해서 중학교 때 이후로 처음으로 '앞 숫자 6'을 찍어볼 수 있었다. 보통 사람들에게 꿈의 몸무게는 48~50킬로그램 이겠지만 늘 뚱뚱했던 나에게는 60킬로그램 대가 꿈의 몸무게였으니까. 처음으로 몸무게 앞자리 6을 본 날 정말 뿌듯했고, 센터의 다른 친구들도 자기 일처럼 기뻐해 주었다.

09

마라톤에
도전하다

체력이 좋아지고 몸이 달라진 만큼 한 번쯤 마라톤에 도전해보고 싶어졌다. 처음 참가 신청을 낸 것은 '나이키 위런 서울 마라톤 10K'였는데 치열한 경쟁을 뚫고 신청한 후에 이런저런 생각이 들었다.

'내가 과연 뛸 수 있을까? 완주할 수 있을까? 무리하다가 큰 일 나는 건 아닐까?'

걱정이 올라왔지만 일생일대의 이벤트로 도전해 보기로 마음을 굳혔다.

그 대신 마라톤을 대비해서 트레이닝을 했다. 러닝머신으로도 달려 보고, 실제로 밖에 나가서도 달려 봤다. 그동안 운동을 꾸준히 한 덕인지 10킬로미터를 뛸 수는 있었다. 그런데 막상 대회에 나가면 페이스 조절을 못할까 봐 걱정이 되기 시작했다. 나는 워낙에 소심하고 걱정이 많은 스타일이라서 속으로 끙끙 앓고 있었는데 마침 나이키 마라톤 일주일 전에 구리에서 코스모스 마라톤이 열려서 마라톤 분위기도 익힐 겸 준비삼아 5킬로미터로 신청했다.

❶ 구리 코스모스 마라톤 대회 5킬로미터: 2012. 10. 14.

이미 센터에서 퇴소한 상황이었다. 평소라면 집에서 자고 있을 시간에 기념품으로 받은 티를 챙겨 입고 구리 시민한강공원으로 향했다. 날씨가 추웠는지 아니면 너무 긴장을 했는지, 몸을 덜덜덜덜 떨면서 시작하기를 기다리면서 '아, 내가 이 꼭두새벽에 대체 뭐하러 여기까지 와 있나?' 이런 근본적인 고민을 하는데 친구가 도착했다. 그 넓은 공원, 그 많은 사람들 중에서 아는 얼굴을 보니 얼마나 기쁘고 마음이 놓이던지. 친구와 가볍게 몸을 풀어주고는 출발선으로 이동했다.

'으아으아!!! 드디어 시작이다!!!'

잔뜩 흥분해서는 탕! 소리가 들리자마자 달리기 시작했다. 가족 단위로 온 사람들도 많아서 요리조리 피하면서 달려야 했는데, 점점 같이 달리는 인원이 줄어들었다. 바글바글하던 인파를 빠져나오니 기분이 좋아서 조금 더 속도를 냈다. 그렇게 즐겁게 달리고 있는데 얼마 지나지 않아서 숨이 턱턱 막히기 시작했다.

'어라? 이게 아닌가?'

고민하면서도 다리를 계속 움직였는데 그때 미리 실행시켜

둔 스마트폰 앱에서 소리가 들렸다.

"3킬로미터를 지났습니다."

곧이어 평균 속도가 들렸다. 지금까지 연습 삼아 뛸 때는 보통 킬로미터 당 6분 정도였다. 오늘은 무려 5분 40초 대! 평소보다 빠르다고 느낀 것은 착각이 아니었다. '페이스를 조절해야 하는데…' 하면서도 계속 옆에 있는 사람을 따라가고 말았다. 이 죽일 놈의 승부욕. 진짜 이 악물고, 숨이 턱 끝까지 차오르는 데도 조금만 더 뛰면 된다는 생각에 버텼다.

정말 이러다 넘어가겠다 싶었을 때, 저 앞에 있는 골인 지점이 눈에 들어왔다! 힘이 거의 다 빠진 줄 알았는데, 이제 끝이라는 생각이 들어서인지 골인 지점이 다가올수록 힘이 솟아났다. 그래서 나름대로 전력 질주로 골인! 하고서는 완전히 지쳐 버려 잠시 바닥에 누워 있다가 나중에 들어오는 친구 사진도 찍어 줬다.

처음으로 마라톤 완주하고 받을 메달을 받아들고 사진도 엄청 찍고, 간식도 냠냠 먹어 치웠다. 긴장해서 아침부터 아무것도 안 먹었더니 빵만 먹어도 정말 맛있었다.

'뛰고 나서 잠깐은 힘들지만 그래도 생각보다 할 만하네. 좋아, 좋아.'

❷ 나이키 위런 서울 마라톤 10킬로미터: 2012. 10. 28.

코스모스 마라톤 일주일 후, 드디어 D-Day! 똑같은 티셔츠를 입고 있는 사람들이 광화문 광장에 바글바글하니까 더 설레기 시작했다. 그렇지만 너무 들뜨지 않게 주의, 또 주의했다. 코스모스 마라톤을 뛸 때는 원래 연습할 때보다 더 빠르게 완주했지만, 그 페이스로 10킬로미터를 뛸 수 없다는 것을 몸으로 느꼈으니까.

"탕!"

아자! 하면서 시작했는데 페이스 조절이고 뭐고 없었다. 사람들이 너무 많아서 그냥 쓸려 다니는 수준이었다. 게다가 소문으로만 듣던 다양한 방해물 – 손잡고 뛰어가는 커플, 중간에 셀카 찍으려고 멈추는 사람, 한가운데에서 천천히 걸어가는 사람 등 – 들이 널려 있어서 도저히 속도를 낼 수가 없었다. 기록 욕심이 많이 나는 상황도 아니었고, 완주가 목표이긴 했지만 솔직히 걸리적거렸고 속도 조절이 안 되어 더 지쳤다.

마포대교를 넘어서면서는 여의도공원까지 직선거리로는 그렇게 멀지 않은데 돌아서 들어가야 했다. 지나쳐서 가려니까 괜히 더 힘들게 느껴졌다. 오버 페이스를 한 것도 아닌데 역시 10킬로미터는 만만하지 않았다. 허벅지 근육이 달달달 떨리고 뱃심도 빠지기 시작했다.

'으으으… 걸을까? 걸을까? 걸을까?'

한 발을 내딛을 때마다 계속 고민했지만, 벌써 7킬로미터나 뛰어온 다리는 머리가 하는 고민 따위는 신경 쓰지 않고 자기 할 일만 열심히 하고 있었다. 착, 착, 착, 착.

결국 1킬로미터 남은 지점까지 왔다. 드디어 끝이라고 생각하고 속도를 높였는데 1킬로미터는 정말정말 길었다. 마지막은 최고 속도로 들어가고 싶었는데 1킬로미터 지점부터 200미터 정도 열심히 달리다 방전되어 버렸다. 결국 남은 거리는 겨우겨우 뛰듯 걷듯 마무리하고 말았다.

마지막에 전력 질주를 못해서 조금 아쉬웠지만 어쨌든 해냈다! 체력장으로 오래달리기가 있으면 아프다는 핑계로 조퇴를 하던 내가 10킬로미터를 한 번도 쉬지 않고 뛰다니!

5킬로미터 뛰고 한나절을 기절해 버렸는데, 이번에도 10킬로미터 뛰고는 그 다음 날 하루 종일 잠과 근육통에 취해서 보냈다. 그렇지만 대만족! 누워서도 완주 메달 한 번 보고 히죽, 한 번 만지고 히죽 웃었다. 그냥 10킬로미터 마라톤 완주 메달에 불과했지만 나에게는 올림픽 금메달만큼이나 거대한 성과였다. 나 자신이 대견했고, 이제는 뭐든 해낼 수 있다는 기분도 들었다.

10

99사이즈에서
66사이즈로 대변신!

즐겁고도 힘들었던 센터 생활을 마치고 완전히 달라진 몸으로 퇴소했다. 물론 요즘 기준에 날씬한 몸매도 아니었고, 심지어 의학적으로 '적정하다'고 판단되는 몸무게도 아니었지만 그래도 30킬로그램을 덜어 내고 나왔으니 굉장히 만족스러웠다. 게다가 그냥 체중만 내려간 것이 아니라 건강해져서 더 마음에 들었다. 마라톤까지 도전해 봤으니 말 다했지.

"아……, 내가 이렇게 살을 뺄 수 있을 줄이야!"

살을 빼는 동안에 옷도 꽤 샀는데, 새로 샀던 옷은 거의 다 센터의 다른 회원들에게 넘기고 나왔다. 조금 아까웠지만, 지금까지는 옷이 작아져서 못 입었는데 이번에는 옷이 커져서 못 입게 되었으니 마음이 한없이 너그러워졌다.

내 옷 사이즈가 작아지자 나보다 더 기뻐했던 엄마. 나한테 예쁘고 좋은 옷을 입혀 주고 싶었고, 같이 쇼핑을 다니고 싶어 했으니까. 마침 백화점에서 겨울 코트 행사를 한다고 해서 같이 갔다. 사이즈가 어디까지 나오는지 물어볼 필요 없이 고를 수 있다니! 예전에는 귀찮고 불편하게 느껴졌던 직원들의 친절도 나쁘지 않았다.

예전부터 백화점의 가격이나 분위기가 부담스러웠던 나는 고속터미널 지하상가를 애용했다. 약간 아줌마스러운 옷은 사이즈도 넉넉했고, 박시하게 입는 옷들은 타이트하게 입었다. 그런데 살을 빼고 지하상가에 갔더니 정말 내 세상이었다. 5천 원, 1만 원짜리 셔츠, 바지, 치마까지 다 고를 수 있었다. 안 맞을까 싶은 애들도 다 맞았고. 지금까지는 옷을 고르기는커녕 그냥 맞기만 하면 샀었는데, 이제는 내가 옷을 고를 수 있어서 참 신기하고 재미있었다. 살 빼고 나와서는 신 나서 저렴한 옷을 20만 원어치나 질러서 한보따리 사 가지고 오기도 했다.

살이 빠지니 구두도 안 맞았다. 다른 신발은 그나마 계속 신을 수 있었지만 발볼이 줄면서 구두는 그냥 발랑 벗겨졌다. 게다가 살이 빠지면서 처음 알게 된 사실이 있으니, 내 발볼은 좁은 편이라는 것. 예전에는 경우에 따라 사이즈 255짜리 구두를 신은 적도 있었는데 그게 다 살 때문이었다는 말이다!

게다가 더 큰 충격이 날 기다리고 있었다.

"어라? 살을 빼고 나니 키가 컸네? 으음?"

그랬다. 내 키는 원래 160.5센티미터 정도였다. 그래서 보통 반올림해서 161센티미터라고 이야기했다. 살 뺀 다음에 키가 커 보인다는 소리를 듣긴 했지만 이미 20대 후반인데 키가 자랄 리가 없다고 생각했다. 그래서 그다지 기대하지 않고 키를 재 봤는데 162.1센티미터가 나온 거다! 진짜 깜짝 놀랐다. 그동안 내 척추를 짓누르던 체중이 줄어서 그런 걸 수도 있고, 웨이트트레이닝을 열심히 해서 자세가 좋아져서 그런 것일 수도 있다. 키가 큰 정확한 원인은 모르겠지만…… 어쨌든 좋구나!

그렇게 달라진 몸으로 오랜만에 친구들을 만나면서 친구들의 반응을 살피는 재미가 생겼다. 반응도 참 다양했다. 실제로 바로 옆에 있는데 못 알아보고 지나치는 경우도 있었다.

"우아, 정말 이만큼이나 살을 뺄 수 있을 줄 몰랐는데!"

나도 그렇게 생각했다고 격하게 공감했다. 스스로도 비만은 내가 거부할 수 없는 운명으로 여겼는데……. 정말 내가 이렇게 살을 뺄 수 있을 줄 몰랐다.

센터에서 생활하면서 자극도 받고 응원도 받을 겸 꾸준히 전신사진을 포함한 내 상태를 페이스북에 업데이트했다. 그래서 친구들도 그다지 안 놀랄 거라고 생각했는데 오히려 사진으로만 보다가 실물로 보니 "진짜네!" 하고 신기해했다.

살이 쪘을 때는 지인들 결혼식이 있어도 입고 갈 옷이 없네, 어쩌네 하며 이런 저런 핑계를 대서 최대한 도망쳤는데 이젠 결혼식에 가는 것도 즐거워졌다.

아, 역시 체중을 빼면 행복해지는구나!!

사실 체중을 빼고서 제일 좋은 것은 따로 있었다.

다들 살을 빼고 나면 옷 입을 때가 제일 기쁘겠다고 많이들 생각하던데, 물론 그것도 좋았지만 제일은 아니었다. 가장 기뻤던 순간은 바로 대중교통 이용할 때! 비우기 모임에서 여기까지 이야기했더니 누가 이렇게 물어봤다.

"누가 헌팅해서요?"

아, 그건 아니다. 그건 아니고……, 일단 자리에 앉을 때 꽉 끼지 않아서 정말 기분이 좋았다.

예전에는 아무리 양쪽에 날씬한 사람이 앉아 있어도 내가 그 사이에 앉으면 빈틈없이 꽉 맞았다. 아무리 다리를 붙여도 양쪽 사람의 허벅지와 딱 붙었다. 마치 마지막 퍼즐 한 조각이 들어간 것처럼. 내가 자리에 앉고 나면 옆 사람들은 여유 공간을 만들려고 살짝살짝 움직였는데, 그럴 때면 내가 사람들에게 피해를 준다는 생각이 들어서 우울했다. 그렇다고 그냥 서서 갈 수도 없었다. 그 체중을 지고 오랜 시간 버티기가 힘들었으니까.

그런데 이제는 양쪽으로 여유가 생겼다. 그냥 편안하게 앉아도 허벅지가 닿지 않았다. 지하철에 자리가 나서 앉을 때면 여전히 살짝 긴장되기는 한다. 그렇지만 몸에 잔뜩 힘을 주고 앉았다가 양옆으로 공간적인 여유가 있는 걸 느낄 때면 매번, 정말 매번 기쁘다.

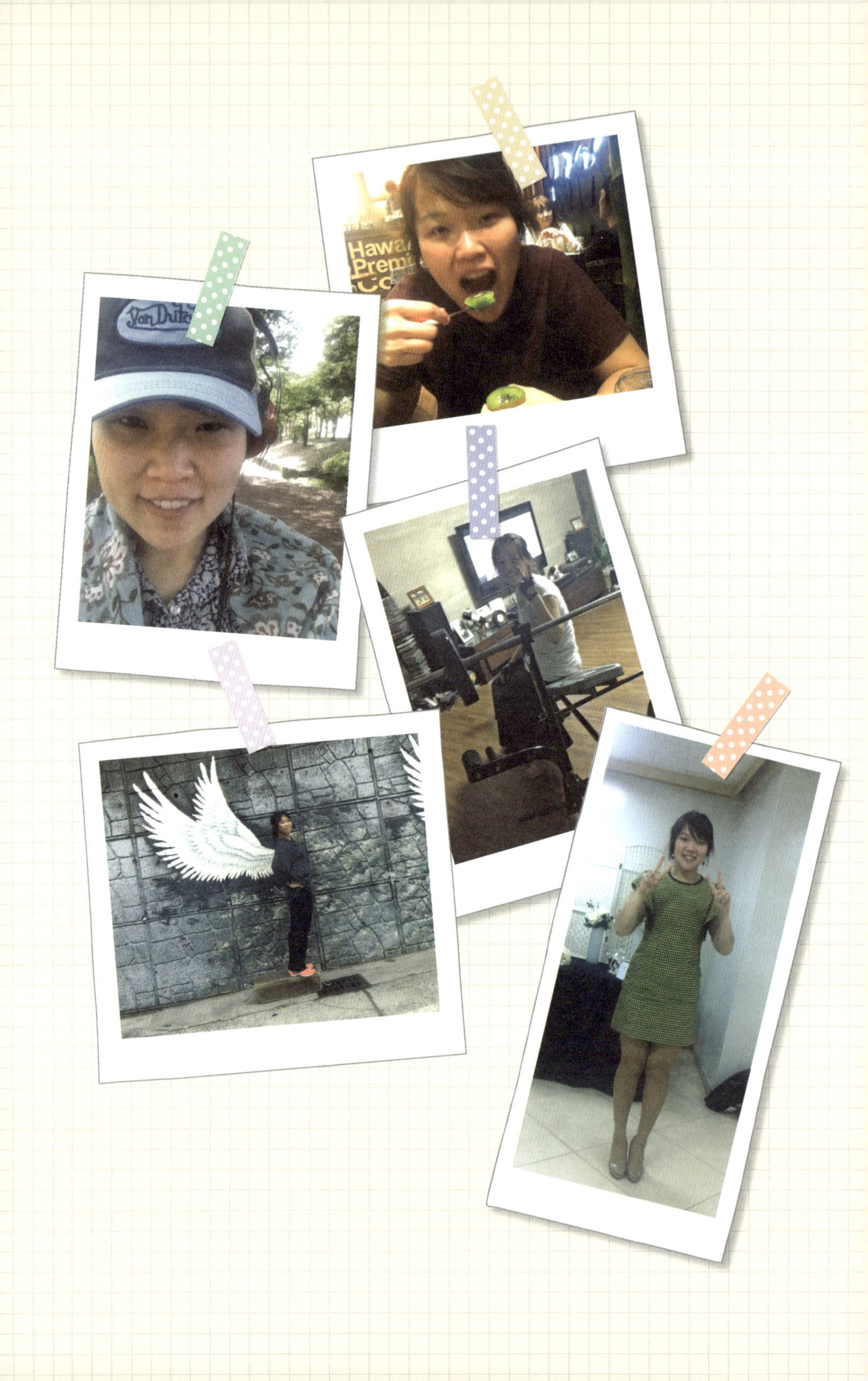

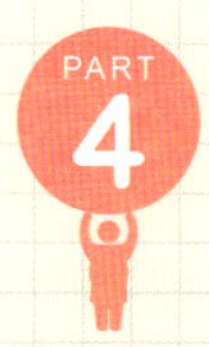

빼 본 사람은 아는 슬럼프 극복기

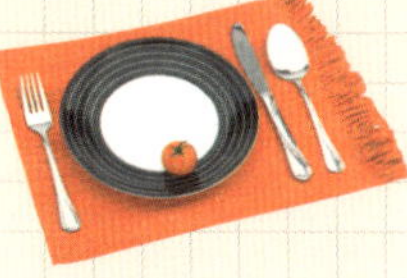

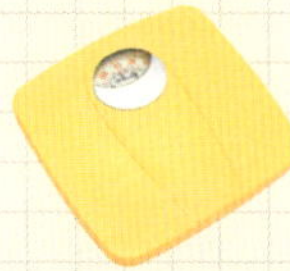

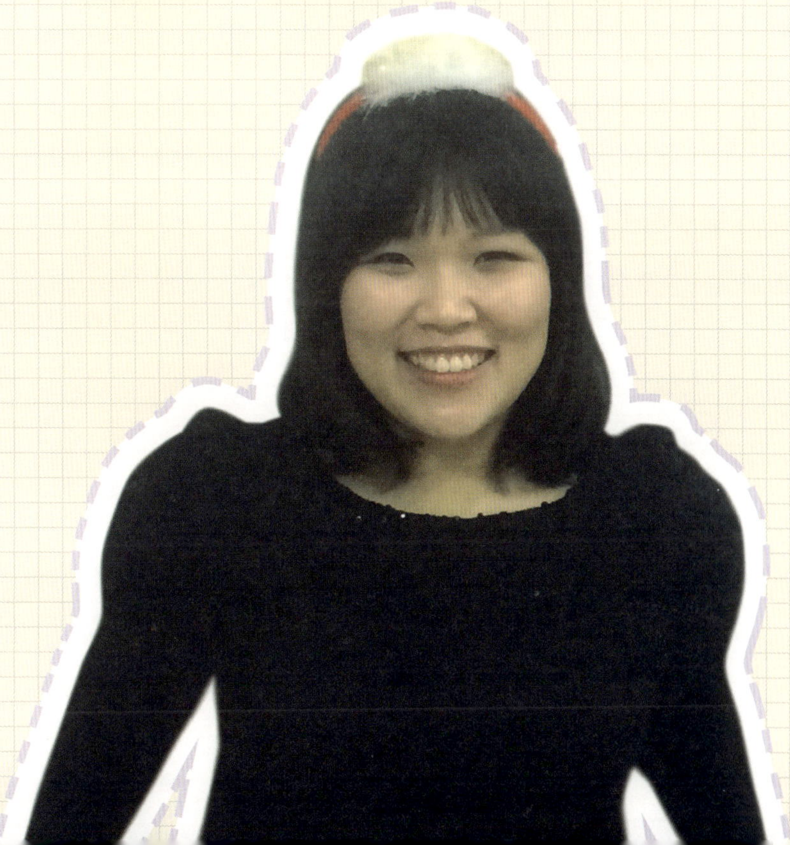

01

살을 빼면
행복해지겠지?

"야… 너 진짜 변했다. 못 알아봤어! 너, 살 빼기 전엔 진짜 인간도 아니었는데!"

"자기 몸 하나 관리도 못하는 사람이 무슨 의사냐고 생각했었는데…… 너, 다시 살찌면 사람도 아니다!"

농담 반 진담 반인 이야기들. 들으면서는 칭찬이니까 웃었다. 그리고 뚱뚱한 나를 미워하지 않고 사랑하면서 다이어트를 진행했으니 삐딱하지 않게 대꾸할 수 있었다.

"왜 그래! 난 뚱뚱했을 때도 날 꽤 좋아했다고!!"

그런데 그것도 하루 이틀이지 같은 이야기를 듣고, 듣고, 또 듣다 보니 내 마음도 기울기 시작했다.

'도대체 내가 살쪘을 때 얼마나 별로였던 거지?'

현재의 나를 칭찬하면서 과거의 나, 살이 쪘던 나를 깎아내리는 사람들의 말을 듣고 내가 이렇게 힘들어할 줄은 꿈에도 몰랐다. 내 과거와 현재 겉모습이 완전히 달라서일까? 사람들은 그 둘이 다른 사람인 것처럼 이야기했다. 나도 내심 다른 사람이 되었다고 생각했다. 그런데 결국에는 둘 다 나였다. 과거의 나를 상처 입히는 이야기를 들으면서 웃고 넘어가도 현재의 내가 그만큼 상처를 받았다.

'살을 빼고 나면 행복해지는 게 아니었어?'

분명히 살이 빠졌고 건강해졌는데도 불구하고 나는 살 빼기 전보다 더욱 우울해졌다. 옛날, 그중에서도 정말 상태가 안 좋았던 때로 돌아갔다. 방에서 잘 나가지도 않고, 아무것도 안 하면서 게임하거나 미드, 만화책만 봤다. 가족들과 같이 밥을 먹기보다는 혼자서 이것저것 사 먹었던 그때의 나로 돌아갔다.

'다시 옛날 모습으로 돌아가면 어떻게 하지? 또 뚱뚱해지면 어떻게 하지?'

사람들은 내가 다시 살찌지 않길 바라는 마음에서, 자극을 주기 위해서 그런 말을 해 줬지만 오히려 나를 더 끌어내리고 말았다. 어느 새 다시 뚱뚱했던 과거의 모습을 끔찍하게 여기고 있었다. 사랑하는 나 자신을 소중히 대해 주자는 마음도 다 사라져 버렸다. 남은 건 다시 뚱뚱해지면 절대 안 된다는 마음뿐이었다. 그리고 그 마음은 자극보다는 부담이 되고 스트레스가 되었다.

그렇게 스트레스를 받으면서 점점 옛날 습관에 기대기 시작했다. 예전에 살쪘을 때와 마찬가지로 사람들을 만나고 밖에 있을 때는 밝고 신 났지만 집에만 돌아오면 내가 다시 살이 찔까 봐 두려웠다. 그 두려움을 다른 방식으로 해결했으면 좋았겠지만 나는 또 다시 먹을 것에 의지하고 말았다.

어떻게든 그런 우울 상태를 벗어나려고 PT(퍼스널 트레이닝)며 클라이밍 같은 운동을 등록해 봤다. 그나마 기분이 조금씩 환기되기는 했지만 내 마음을 다시 끌어올릴 만큼은 안 됐다.

게다가 새로 배우기 시작한 클라이밍도 스트레스가 되었다. 몇 차례 배워 보니 운동이 많이 되는 것은 알겠는데 힘들기도 했고 재미도 없어서 가기 싫어졌다. 이 핑계 저 핑계 대면서 빠졌는데 그러다 보니 나 자신에게 또 짜증이 났다.

'왜 대체 이렇게 좋은 운동을 좋아하지 못하는 거냐고!'

센터에서 배운 대로 건강한 식습관도 유지하지 못해 나중에는 일주일에 4~5일 정도를 폭식으로 보냈다. 치킨 한 마리야 혼자서 가뿐히 먹고, 사이드 메뉴 하나쯤은 더 시켜 먹어야 터질 것 같은 감정을 진정시킬 수 있었다. 하루는 코스트코 푸드코트가 당겨서 피자는 종류별로 한 조각씩, 베이크는 두 개씩 고르고 수프며 음료수까지 싸들고 왔다. 살 때는 가족들과 나눠 먹거나 두고두고 먹자고 생각했건만, 먹기 시작한 순간 나를 주체할 수 없었다. 배가 부르고 터질 것 같은데도 입으로 쑤셔 넣어 버렸다. 음식물을 입안에 넣으면 토할 것 같이 초조한 마음도 꾹 눌러 담을 수 있을 것 같은 느낌이었다. 예전과 다를 게 없었다.

02

제대로 된 방법으로 빼면
끝일 줄 알았지!

내가 정말 많이 변했다고 생각했다. 체중도 체중이지만 신호등이나 지각 말고 다른 이유로 뛰는 것은 상상도 못 하던 내가 마라톤에 도전할 수 있게 되었으니까. 많은 운동을 배웠고, 혼자서도 다양한 운동을 할 수 있게 되었다.

"이야…… 끝이다!!! 이렇게 잘 먹으면서 운동 열심히 했으니까, 근육도 기초대사량도 늘어나서 이제 진짜 끝일 거야!!!"

그래서 나는 이렇게 어마어마한 착각을 해 버렸다.

센터에서 나온 다음의 생활은 예전과 그리 다르지 않았다. 운동은 열심히 했지만 먹고 싶은 것은 다 먹었다. '그래도 운동을 열심히 하니까, 근육이 늘어났을 테니까 괜찮겠지.' 하고 생각했다. 폭식해도 괜찮을 것 같았다.

그렇지만 일주일에도 수차례 폭식하다 보니 겨우겨우 유지하고 있던 체중의 균형이 무너지기 시작했다.

'어라? 왜지? 나는 진짜 제대로, 교과서적인 방법으로 체중을 뺐는데 왜 체중이 오르는 거지?'

열심히 궁리하다가 내가 얼마나 큰 착각을 하고 있었는지 깨달았다. 제대로 된 방식으로 살을 빼고 나면 그 다음부터는 마음껏 먹고 운동은 적당히 해도 괜찮을 거라고? 그건 죽어라 공부해서 서울대에 입학만 하면 그 다음에는 대충 공부해도 될 거라고 생각하는 것이나 마찬가지였다. 결국에는 꾸준한 노력이 필요했다.

착각에서는 벗어났지만 건강한 생활 습관으로 돌리는 것은 쉽지 않았다. 폭식하면 안 된다고 생각할수록 어느 순간 폭발해 버리고, 폭식하고 나면 그 정도도 참지 못하는 나 자신이 한심해서 더 우울해지고, 우울해지면 또 폭식하고 싶어졌다. 운동도 마찬가지. 운동하러 가는 날에는 열심히 했다. 그런데 운동을 하지 않는 날이나 해야 하는데 빼먹는 날이면 내가 게으르고 못난 인간이라는 생각이 들어서 또 폭식을 하고 싶어졌다.

'차라리 몸무게가 확 늘면 정신 차리고 다시 마음을 다잡을 수 있지 않을까?'

웬걸! 3~4킬로그램 느는 것 정도는 아무렇지도 않았다. 나는 30킬로그램을 뺐으니 그중에서 10퍼센트 정도 늘어났다고 해서 별로 충격적이지는 않았다. 그 대신에 나 자신을 조금씩 싫어하게 되었다.

'역시 나는 안 돼. 역시 나는 할 수 없었던 거야. 망했어.'

그렇게 걷잡을 수 없이 망가지던 어느 날, 또 혼자 방에서 우울해하고 있다가 뭔가 입에 넣어야겠다는 생각이 치밀어 올랐다. 피자 라지 사이즈, 오븐 치즈 스파게티, 치즈스틱을 시켰다. 아, 콜라 1.25리터짜리도. 피자가 오자마자 미친 듯이 먹기 시작했다. 맛이고 뭐고 없었다. 그냥 지금 내 앞에 있는 이것을 내 몸 안에 쑤셔 넣어야겠다는 생각밖에 안 들었다. 정신을 차리고 보니 피클 몇 조각, 피자 끄트머리 몇 개만 남아 있었다. 그렇게 많은 음식을 먹어 버렸다는 죄책감과 목 끝까지 음식물이 차올라 있는 느낌에 화장실로 달려갔다. 그렇지만 토할 수가 없었다. 계속 시도하는데도 안 됐다. 원래 그런 습관은 없었으니까.

'어떤 사람들은 배에 힘만 줘도 토할 수 있다던데. 그런 애들이 부럽다…….'

이런 생각을 하다가 나 자신의 처지가 얼마나 웃긴지 알아차렸다.

'실컷 먹고 내뱉는 사람을 부러워하고 있다니 한심하다 한심해.'

헛웃음에 이어서 눈물이 나왔다. 슬픈지 불쌍한지 다 모르겠고 그냥 마음이 아팠다. 토하고 싶어서 잔뜩 쑤신 목구멍도 아팠다. 너무 많이 먹어서 터질 것 같은 배도 아팠다. 그렇게 화장실 변기 앞에 주저앉아서 한참을 울었다.

03

피할 수 있는 것은
피하자

모든 사람에게는 도무지 견뎌 내기 힘든 약점이 있다. 나의 아킬레스건은 가족이었다. 어렸을 때부터 나 혼자 모범생이 아니고, 나 혼자 뚱뚱하다는 생각에 많이 상처 입고 또 상처 입히면서 자라왔기에 서로에게 많은 감정이 쌓여 있었다. 그런 마음의 상처들은 내가 살을 뺀 것만으로 다 없어지지 않았다. 그래서 정말 별것 아닌 가족들의 말이나 행동에도 엄청 동요하고 상처 받았다.

나는 살 빼기 전에도 뺀 다음에도 대개 1만 원짜리 옷을 좋아했다. 살이 빠지고도 후줄근하게 입고 다니는 나에게 좋은 옷 좀 입으라는 엄마와 언니의 설득에 넘어가서 함께 쇼핑을 나섰다. 옛날처럼 백화점에 가는 것이 고문처럼 느껴지지는 않았지만 그 가격대 옷을 산다는 것이 부담스러웠다. 그래도 약간 효도하는 느낌으로 두세 군데 보고서는 제법 마음에 드는 원피스를 골랐다. 둘 다 잘 어울린다고 해서 바로 질러 줬다.

그렇게 쇼핑이 순식간에 끝나 버려서 나는 저녁만 같이 먹고 먼저 집에 가기로 했다. 저녁을 먹으면서 즐겁게 이런저런 이야기를 나누다가 갑자기 나에게 공격이 들어왔다.

"너 지금 몇 킬로그램이야?"

"66킬로그램 정도…? 조금 쪘다가 다시 빼는 중이야."

"그래, 확실히 예전보다 살 찐 것 같았어."

"센터에서 처음 나왔을 때랑 별로 차이 없거든."

"아니야, 아까 옷 갈아입는데 달랐어."

"아이 참, 살 빼고 있다니까!!"

이때부터 나는 본래의 지랄 맞은 성격을 드러내지 않으려고 엄청 노력해야 했다. 나를 화나게 할 셈으로 그 이야기를 꺼내지 않았다는 사실을 계속 머리에서 되뇌었다.

'그냥 꺼낸 말이겠지. 설마 나한테 자극을 주겠다는 생각에서 그딴 식으로 말한 건가? 내가 남의 말을 듣고 자극받아서 살 뺀 적은 없다는 걸 알면서 말이야. 이런 말을 듣고 대체 내가 어떤 반응을 보여야 하는 거지……? 후우…….'

밥은 무사히 먹고 나왔지만 혼자서 마음을 진정시켜야겠다는 생각밖에 없었다. 급하게 인사하고 집으로 출발했다. 백화점을 나서서 걸어가기 시작하는데 비가 조금씩 오기 시작했다. 하늘도 내 거지 같은 마음을 아는 건지…….

한 발자국 걸을 때마다 울컥울컥 화가 치밀고, 눈물이 날 것 같았다.

'아직도 내가 부족한 건가? 날씬한 딸, 날씬한 동생이 아니라서 같이 다니는 것이 부끄러워서 그러는 거야? 살이 좀 붙었고, 그래서 글 쓰면서 다이어트를 시작했던 건데…….'

나도 분명히 알고 있었던 사실이었는데도 가족한테서 듣는 순간, 나는 내가 어마어마하게 뚱뚱해진 것처럼 느껴졌다. 빅 사이즈 옷을 찾아 입어야 했던 80~90킬로그램 나가던 때의 나로 돌아간 것 같았다.

지금은 운동도 먹을 것도 잘 조절하고 있었는데 마음이 약해지니 예전 버릇이 튀어나오려고 했다. 무엇이든 내 입 안으로 쓸어 담고 싶어졌다. 특별히 뭐가 먹고 싶었던 것도 아니다. 그냥 아주 단순히, 입과 배 안에 무언가를 넣어야겠다는 생각이 들었다. 이미 맛있는 저녁을 먹었고, 배도 불렀지만 마음 한쪽에서 제발 먹어 달라고 고함을 지르고 있었다.

'그래, 편의점에 가자! 옛날처럼 나를 돌봐 주는 거야. 이것저것 사서 방에서 먹자. 그럼 마음이 진정될 거야.'

아까의 대화를 되새기면서 내 마음을 더 상처 입혔다. 그러면서 편의점에 가서 뭘 사서 들어갈지, 또 어떻게 빨리 먹고 쓰레기를 처리할지 궁리했다. 반쯤은 정신이 나간 상태로 집으로 걸어갔다.

그렇게 30분 정도를 걸어가다 보니 조금씩 마음속의 태풍이 가라앉았다. 부글부글 끓던 머리를 식혀 준 비 덕분인지, 운동이 마음을 진정시켜 줘서인지는 몰라도 슬슬 제정신으로 돌아왔다.

내가 알고 있는 사실을 말했는데도 왜 나는 그렇게 민감하게 반응했을까? 여전히 다이어트 하고 있지만 지금 내 체중이 부끄럽지도 않고, 꽤나 만족하고 있었으면서도 왜 그렇게 돌아버렸던 걸까?

'다른 누군가가 그런 이야기를 했다면 전혀 신경 안 썼을 텐데, 가족끼리는 지금까지 워낙 서로에게 묵혀 놓은 감정이 많아서 나한테 큰 영향을 주는 거구나.'

다시 정상적인 사고를 할 수 있게 되었다. 그래서 한 시간 정도 걸어서 집 앞 편의점에 도착했을 때도 그냥 지나쳤다.

어쩌다 보니 그날 감정의 폭풍은 진정되었지만 만약 집까지 걸어가지 않았다면, 집이 가까웠다면 어땠을지 자신이 없었다.

그것을 계기로 삼아 예전의 나를 돌이켜 볼 수 있었다. 예전에도 나는 가족들의 한 마디에 자주 무너졌다. 센터에서 만났던 많은 회원들도 가족들을 만나고 나면 오히려 더 먹고 운동도 빠지는 등 여러모로 망가졌던 기억도 났다.

"살 빠졌어?"

"잘 모르겠는데?"

"열심히 하고는 있는 거야?"

별생각 없이 던진 가족의 말은 과거의 상처들까지 다 같이 몰려오게 만든다. 자극과 도움을 주고 싶어서 그럴지도 모르겠지만, 그렇게 해서 살을 뺄 수 있었으면 그렇게 찌지도 않았을 것이다. 오히려 그런 주제로 이야기하면서 나를 자극한 가족들에게 복수하겠다는 마음으로 더 먹고 운동을 빠지기도 했다.

'나한테 체중이나 먹을 것에 대해 뭐라고 하면 어떻게 되는지 보여 주겠어!'라는 말도 안 되는 마음. 합리적이지 않다는 것도 알고, 오히려 나 자신에게 제일 해를 끼친다는 것도 알지만 매번 그렇게 주저앉았다. 가족은 다이어트를 가장 지지하고 도와주는 존재이지만, 그런 만큼 순식간에 내 다이어트를 무너뜨릴 수도 있다는 것을 느꼈다.

그래서 나는 가족들에게서 잠시 거리를 둘 방법을 찾아봤다.

"바로 이거야! 출장 검진!"

주변 의사 친구들은 매일 4~5시간 동안 밴을 타고 다니면서 일주일에 거의 4~5일을 지방에서 지내는 출장 검진은 되도록이면 하지 말라고 권했다. 하지만 검진이라는 것 자체가 끌렸고, 집을 벗어나서 지낼 수 있다는 생각에 출장 검진을 다니기 시작했다. 빡빡한 일정에 힘들기도 했지만, 덕분에 헬스장을 다니지 않고 숙소 안에서 혼자 운동하는 습관을 기를 수 있었다. 가족들하고도 주말에만 만나다 보니 더 기분 좋게 대할 수 있었다.

이외에도 나를 힘들게 하는 것들은 많았지만, 이번 경험을 통해서 정말 힘들다면 차라리 방법을 찾아서 피하는 것도 좋다는 사실을 깨달았다. 그렇게 몇 달을 지내면서 삶을 다루는 법을 익히고 나니 가족들의 말을 들어도 예전만큼 동요하지 않게 되었다. 결국 내가 받아들이는 방식의 문제라는 것도 어렵사리 깨달을 수 있었다. 그즈음에 마음에 와 닿은 앤소니 드 멜로 신부님의 명언이 있다.

"If it is peace you want, seek to change yourself, not
other people. It is easier to protect your feet with slippers
than to carpet the whole of the earth."
평안을 원한다면 남을 바꾸려고 하지 말고, 네 자신을
바꾸려고 노력하라. 전 세계에 카펫을 까는 것보다 푹
신한 실내화를 신는 것이 쉽다.

지금까지 남이 변하기를 기대하지 말고 나부터 변해야 한다
는 명언은 질릴 정도로 많이 접했지만, 이번에야말로 제대로 와
닿았다. 다른 사람이나 세상이 변하는 것을 기다리는 건 전 지
구에 카펫을 까는 일과 마찬가지였다! 그렇게 말도 안 되는 것을
바라기보다는 차라리 내가 실내화를 신자고 결심했다.

04

다시 마음을
놓고

감정이 팍 터져 버리고 나니 '살을 빼야 한다, 살이 찌면 안 된다'는 마음을 어느 정도 놓아 버렸다. 그렇게 놓으면 순식간에 다시 예전 몸무게로 돌아갈까 봐 겁이 났지만 더 이상 버틸 수가 없었다. 몸도 마음도 너덜너덜해졌으니까.

미친 듯이 먹으면서 살이 팍팍 찔 거라고 생각했는데 그렇진 않았다. 오히려 마음이 조금 편해지면서 폭식 횟수가 줄어들었다. 지금은 절판되었지만 《이모셔널 다이어트》라는 책도 도움이 많이 되었다. 폭식해도 괜찮다고 생각하면 오히려 폭식을 덜 하게 된다는, 말도 안 되는 것 같은 이야기가 적혀 있었는데 밑져야 본전이다 싶어 그 조언을 따랐다.

"진짜 말도 안 돼! 폭식이 줄어들었네?"

폭식하더라도 '뭐, 이 정도쯤이야 먹을 수도 있지.'라고 생각하니 폭식 → 우울 → 폭식 → 우울이라는 사이클을 끊을 수 있었던 것이다.

그리고 나와 안 맞는 운동이 있을 수 있다는 사실도 받아들였다. 클라이밍을 좋아하지 않는다고 해서 내가 게으른 게 아니라는 것을 느끼고 집착을 끊었다. 그 대신 내가 좋아하는 춤, 벨리댄스를 배웠다. 운동하겠다는 게 아니라 그냥 재미있게 배워보자는 마음이었는데 벨리 댄스도 생각보다 힘들었다. 꾸물꾸물 몸을 움직이다 보니 근육 운동으로는 자극할 수 없었던 부위도 자극되었다. 또 벨리댄스 수업에서는 긍정적인 세뇌(?)를 당할 수 있어서 정신적으로 도움이 되었다.

"여러분, 가장 아름다운 모습으로! 지금 제일 예뻐요! 가슴 펴고 거울 보며 미소!"

그래서 여전히 포동포동한 몸이지만 벨리 댄스 학원의 겨울 발표회 겸 공연에도 참가했다. 다시 하루하루가 즐거워졌다.

그러면서 내가 다시 '해야만 한다'라는 감옥에 스스로를 가두고 있었다는 사실을 깨달았다. 이런 강박관념을 벗어나야 '하고 싶다'는 생각이 들고, 나를 더 잘 돌보게 되는데 그걸 다 까먹었다.

'이런 바보…… 그래도 이제라도 정신 차려서 다행이다!'

10킬로그램이 다시 찐 상태였지만 이제 다시 차근차근 건강을 향해 나아가야지.

05

혼자서도
운동할 수 있구나!

센터에서 운동을 배우고, 나와서는 PT 등을 하면서 누군가에게 의지하지 않으면 체중을 줄이거나 유지하기 힘들 것 같다고 느꼈다. 그런데 돈이 너무 많이 들었다. 경제적인 문제도 부담이었고, 언젠가 다른 사람들이 건강을 찾을 수 있도록 돕고 싶었는데 이렇게 돈이 많이 드는 방법을 써서는 안 되겠다 싶었다. 돈을 많이 들이면서 체중을 감량하면 '당신이야 돈을 그렇게 썼으니까 살이 빠지겠지.'라는 반응이 돌아올 테니까.

일단 부딪혀 보기로 했다. 마침 나이키에서 쉬런즈 서울 마라톤용 게임을 진행했다. 핸드폰게임이 아니라 실제로 내가 걷고 달려야 하는 게임이었고, 2주 동안 열심히 참여해서 게임의 탑 랭킹 500에 들면 레이스 우선 등록권을 받을 수 있었다.

우선 등록권이 정말 탐나서 게임 이벤트에 참여했다. 앱을 다운받고 2주 동안 꾸준히 못하더라도 하루하루에만 집중하기로 결심했다.

'오늘 정말 못하겠어?'

다른 거 다 제쳐 두고 나 자신에게 이 질문 하나만 던졌다. 하고 싶으냐고 물어보면 하고 싶지 않다는 답변이 더 자주 나올 테니 이런 식으로 질문을 바꿨다. 스스로에게 정말 못하겠느냐고 물어봤을 때 실제로 못하겠다는 대답이 나온 경우는 거의 없었다. 결국 2주 중에서 하루만 빼고 매일 1킬로미터 이상을 걷거나 뛰었고, 우선 등록권도 손에 넣을 수 있었다.

마라톤을 등록하느라 경쟁하지 않아도 돼서 기뻤다. 그렇지만 내가 이렇게 운동을 할 수 있는 인간이라는 사실이 더욱 기쁘게 다가왔다. 2주 동안 걷거나 뛴 거리는 총 51.66킬로미터. 아무도 시키지 않았는데 꾸준히 했다. 물론 당근이 눈앞에 매달려 있어서 그랬지만 그 당근 덕에 스스로에 대한 믿음과 엄청난 성취감을 손에 넣을 수 있었다.

조금씩이라도 운동을 시작하니 먹을 것도 조절이 되었다. 게다가 혼자 운동을 시작하니까 따로 운동하는 날이라는 것이 없어졌다. 근육 운동이나 유산소 운동을 매일 하지는 못해도 스트레칭이라도 시도하니 언제나 운동하는 날이 되면서 먹을 것도 같이 신경 쓰게 되었다. 운동을 하면 밤에 배가 아니라 잠이 고팠고, 운동을 한 것도 아까우니까 오히려 먹을 때 어느 정도 신경 써서 양을 조절할 수 있었다.

06

넉넉한 뱃살의 다이어터,
'다닥' 유현

혼자서 운동하면서 스스로를 자극할 겸, 혹시 나에게 도움과 자극을 받을 수 있는 사람도 있지 않을까 하는 생각에 블로그를 시작했다. 솔직히 내가 정상 체중에 들면 그때 블로그, 강의, 자조 그룹 등을 시작해 보려고 했다. 미용 체중도 아니고 의학적 정상 체중의 범위 안에 드는 것, 162센티미터 기준으로 60킬로그램(BMI 23)이 되면 시작하려고 했단 말이다. 그런데 완벽하게 준비하고 시작하려다 보니 점점 미루게 되고, 관리도 덜 하게 되었다. 그래서 어느 순간 그냥 질러 버렸다.

블로그와 소규모 강의인 위즈돔을 시작했다. '다이어트 하는 닥터, 김유현'을 줄여서 다닥 유현이라고 하면서. 아무도 읽어 주거나 들어 주지 않아도 그저 내 이야기를 하고 싶었던 건데 생각보다 반응이 괜찮았다. 아직 통통한, 아니 요즘 우리나라의 기준으로 따지면 뚱뚱한 내 이야기를 듣고 싶어 하는 사람들이 있다니 놀랍고 기뻤다.

글을 쓰면서 내가 잘하고 있는 점은 물론이고 내가 힘들었던 부분, 여전히 힘든 부분에 대해서도 최대한 솔직하게 담아내려고 했다. 가족들, 정말 친한 친구들에게도 이야기하지 않고 묻어 두었던 부분들을 끄집어냈다. 글을 쓰다가 옛 기억이 떠올라서 울기도 했다. 상처는 상처를 인식하는 순간부터 치유되기 시작한다는 말처럼, 떠올리고 글로 담아냈을 뿐인데 찢어질 것 같던 기억들이 덜 아파 왔다. 마음 안쪽에서 계속 피를 철철 흘리던 상처들이 아물어 흉터로 변한 듯했다.

내 글을 읽고 사람들이 기운을 얻기를 바라는 마음도 있었다. 내가 자기계발서들을 읽을 때 좋았던 점을 떠올리다 보니 내 고통을 드러내는 것이 중요하겠다 싶었다. 나는 그런 책을 읽을 때 저자들이 어떻게 성공했는지에도 관심을 가졌지만 그 이상으로 어디까지 내려가 봤는지, 얼마나 고생을 했는지에 더 집중해서 읽었다. 그러면서 '이렇게 힘든 사람도 이겨 낼 수 있구나!' 하는 용기를 얻었고. 나 역시 비만인에게 그런 역할을 해 주고 싶었다.

적당한 체중에서 날씬해지려는 사람의 이야기가 아니라 뚱뚱함에서 건강한 체중으로 가려는 이야기에 관심을 가지는 분들도 생겼다. 나도 평생 뚱뚱했던 적이 없는 사람이 다이어트한 이야기를 듣다 보면 서로 다른 인종이라는 생각만 들었다. 그에 비해서 직접 몇 십 킬로그램을 뺀 사람의 이야기는 실제로 도움이 되었다.

간헐적 단식에 관한 책들을 읽으면서도 '이 사람들은 날 전혀 이해 못하겠구나.' 하는 생각밖에 안 들었다. 특히 '하루에 한 끼만 먹다 보면 한 끼에 평소 식사량보다 많이 먹기 힘들 수 있다. 그럴 때는 두 번에 나눠서 먹어라.'라는 부분에서 얼마나 큰 충격을 받았는지 모른다.

'아니! 하루에 한 번 먹는데 어떻게 1인분 이상 먹는 게 힘들단 거야? 하루에 한 끼 먹으면 2~3인분은 가볍게 먹을 수 있겠는데?!'

내가 잘못 이해했나 싶어서 몇 번을 다시 읽었다.

그리고 나의 가장 큰 문제는, 너무 적게 먹거나 굶다 보면 그 이후에 폭식을 하는 것이었는데 폭식은 그다지 중요하게 다루지 않았다. 그냥 폭식만 주의하면 된다, 한 번에 먹으면서 1일 섭취량 이상만 먹지 않으면 된다 정도만 나와 있을 뿐이었다.

'아니! 그게 말이 쉽지!! 나는 진짜 폭식하면 4~5인분도 거뜬했던 사람인데. 그렇게 조절할 수 있었으면 살이 안 쪘지!!'

나는 분노에 휩싸여 책을 내던졌다. 그런데 TV의 영향인지 유행 때문인지 나처럼 폭식에 약한 사람들이 전혀 다른 인종들이 쓰는 방법인 간헐적 단식을 하고 있었다. 그래서 정말 안타까웠다. 단식할수록 폭식에 대한 욕구를 키우는 꼴이었으니 말이다. 평생 폭식 없이 유지할 수 있다면 좋은 방법이겠지만, 만약 내가 간헐적 단식을 했다면 아무리 생각해 봐도 한 달 내에 폭식하고 실패해 버렸을 것이다.

그래서 더 열심히 글을 쓰게 되었다. 자신에게 맞는 방법을 찾기보다는 유행하는 방법을 따라 하다가 실패하고 또 마음에 상처만 남는 사람들이 있을까 봐 신경이 쓰였다. 나도 예전에 유행한다는 온갖 다이어트의 파도에 휩쓸려 봤으니까. 지금 생각해 보면 실패할 수밖에 없었고, 요요가 올 수밖에 없는 방법들이 었는데 실패할 때마다 나는 내가 못나서 실패했다고 생각했다. '역시 나는 안 돼! 게으르고 자제력도 없는 못난 인간이야!'라고 생각하면서 하던 운동 때려치우고, 폭식을 했었다.

결국 자신에게 맞는지, 자신이 할 수 있는 다이어트인지 구분할 수 있는 방법은 '내가 평생 할 수 있을까?'라는 질문을 던지는 것이었다. 일시적인 다이어트는 무슨 방법을 써도 요요가 올 수밖에 없었다. 내가 그렇게 잘 먹으면서 운동했는데도 멈추고 나니 살찌기 시작했던 것처럼.

07

비만자조모임,
비우기 모임을 시작하다

센터에서 가장 좋았던 점 중 하나는 나와 같은 경험을 공유하는 사람들과 이야기를 나눌 수 있었던 것이었다. 그래서 밖에 나가서도 함께 이야기할 수 있는 비만 모임이 있으면 얼마나 좋을까 하는 생각이 들었다. 미국에는 Obesity Anonymous(비만 익명 모임) 혹은 Overeaters Anonymous(과식 익명 모임) 이라고 해서 꽤 많은 활동이 이루어지고 있었지만, 우리나라에는 상업적인 목적이 없는 비만 모임을 찾을 수가 없었다. 물론 온라인으로야 카페 등을 통해서 소통할 방법이 있었지만, 온라인만으로는 부족하다고 느꼈다.

있었으면 좋겠다는 마음으로 하루하루 보내다가, 그냥 내가 만들어 볼까 하는 생각이 들었다. 전문적인 상담을 하는 것이 아니라 그냥 비만을 아는 우리끼리 이야기할 수 있는 모임이 있다면, 혼자가 아니라는 것을 아는 것만으로도 정말 도움이 될 것 같았으니까.

그래서 다이어트 하는 닥터, 다닥 유현으로 블로그를 시작할 때도, 위즈돔에서 강의를 시작할 때도 그랬던 것처럼 미친 척하고 질러 버렸다.

'비만을 아는 우리만의 이야기'라는 의미에서 '비·우·기'라는 이름도 지었다. 약자로 비우기 모임이기도 하지만, 비만으로 힘들었던 것을 비우고 가는 모임이기도 하고, 넘쳐 나는 지방도 좀 비워 보는 모임이기도 하고.

위즈돔 강의는 일정액을 받으면서 진행했지만, 비우기 모임은 따로 돈을 받지 않고 진행하고 있다. 내 돈으로 장소도 다 빌리고, 시간과 정성을 투자하고 있다. 그러다 보니 주변사람들에게 쓸 데 없는 일에 돈을 퍼붓고 있다며 구박도 받았다. 그렇지만 정말 하고 싶었고, 이 정도는 내가 세상에 해야 할 몫이라고 느껴지기도 했다. 행복하고 건강한 가정에서 재정적으로 곤란하지 않게 자란 것, 곁에 나를 도와주는 사람들이 많았던 것, 공부를 잘할 수 있었던 것까지 여러모로 혜택과 행운을 받아 왔으니 말이다.

그래서 열심히 한 달에 한 번씩 비우기 모임을 진행했다. 일정한 주제를 정해서 같이 이야기를 나누기도 했고, 운동도 했다. 나름대로 만족스럽게 모임을 진행하던 중에 하루는 이런 질문을 받았다.

"선생님, 대체 왜 이런 모임을 여시는 거죠?"

"네?"

"사실은요, 이런 모임에 뭔가 숨은 의도가 있을 것 같아서 엄청 불안한 마음으로 왔거든요. 그래서……."

순간 빵! 터졌다. 왜냐하면 나도 그런 식으로 낚인 적이 워낙 많았으니까. 게다가 내가 의사이다 보니 비만 클리닉으로 끌고 가려는 상술처럼 보였나 보다.

"아니에요, 그런 게 아니에요. 이건 그냥 제가 하고 싶어서 하는 거예요."

이게 내 대답이었다. 이렇게 말하기는 했는데 집에 돌아오다가 문득 '왜 내가 비우기 모임을 이렇게까지 하고 싶어 하는 걸까?' 하고 고민해 봤다. 이런 저런 가능성을 짚어 보다가 깨달았다. 내가 이 비우기 모임, 비만 모임을 여는 가장 큰 이유는 과거의 나를 보듬어 주고 싶어서였다는 것. 내가 과거에 살이 찌면서 겪었던 일들, 살을 빼려다가 겪었던 일들을 지금도 누군가가 겪고 있다고 생각하면 마음이 욱신욱신 아팠다. 내가 옛날에 아파했던 기억이 아직도 깊숙이 남아 있었다. 나는 비우기 모임을 통해서 나와 비슷한 이유로 힘들어하는 사람들에게 조그마한 도움을 주면서 과거의 나에게도 도움의 손길을 내밀고 있었던 것이다.

"God, grant me the serenity to accept the things I cannot change, courage to change the things I can,

and the wisdom to know the difference."

하느님, 저에게 제가 바꿀 수 없는 것들을 받아들일 수

있는 평온함과,

제가 바꿀 수 있는 것들을 바꾸는 용기와,

그 둘의 차이를 구별할 수 있는 지혜를 주십시오.

미드에 나온 AA(Alcoholic Anonymous, 알콜 중독 익명 모임) 미팅 장면에서 처음 알게 된 라인홀드 니버(Reinhold Niebuhr) 의 〈평온의 기도〉다. 종교는 없지만, 항상 이 기도문을 마음에 새기고 있고 첫 비우기 모임을 할 때 나누기도 했다. 이 마음으로 내가 바꿀 수 있는 부분을 바꾸기 위해 노력하고 있다.

1년 넘게 비우기 모임을 진행하면서 정말 많은 일이 있었다. 구성원 10명과 함께 핑크 리본 마라톤을 참가했는데 그 중 8명이 마라톤 첫 참가였다. 3명은 10킬로미터, 7명은 5킬로미터에 도전해서 모두 무사히 완주했다. 마라톤이 끝나고 나서는 또 하고 싶다고 해서 더 뿌듯했다. 그 외에도 같이 메이크업도 배우고, 예쁘게 꾸미고 서로 사진도 찍어 주고, 다이어트 도서 나눔도 하는 등 알차게 모임을 진행했다.

모임 날짜가 되면 부담감이 몰려왔고 가기 싫을 때도 있었는데 내가 주최자니까 도망갈 수도 없었다. 그럴 때 '비우기 모임'에 참가했던 분들이 남겨준 글들이 참 응원이 되었다.

❶ 모임 이름이 '비만을 아는 우리만의 이야기'여서 우울하고 심각한 이야기만 나누는 모임일거라 생각하면 오산! 물론 비만에 관련한 고민 이야기도 하지만, 앞으로 긍정적인 방향으로 나아가기 위한 대화 및 교육이 주를 이룬다. 꼭 비만인이 아니어도 몸무게에 강박을 갖고 있다거나, 폭식증을 앓는 분, 또는 그냥 건강에 관심이 많은 분도 부담 없이 참여 가능하다!!! 나 역시 이 모임을 통해, '비만'에 대해 다시 생각해 볼 수 있는 기회를 가졌고, 마라톤 참석 등 새로운 활동 등을 경험해 볼 수 있었다.

❷ 다이어트라는 긴긴 혼자와의 싸움을 하면서 마음도 위로받고 방법도 공유할 수 있는 좋은 친구들을 만나서 행복하고 힘이 되었습니다.

매달 한 번씩 정기적인 모임을 통해 식어 가는 운동이나 식이요법 등에 대해 다시 다이어트에 대한 의지를 불태울 수 있었고 같은 고민을 함께 할 수 있어 치유가 되기도 했습니다.

❸ 비우기 모임을 통해 저 자신에 대해서도 깊게 생각해 볼 수 있었고, 나 자신을 사랑해줘야겠다고 많이 느꼈고, 또 노력하기 시작했어요.

다이어리에 비우기 모임 하는 날을 체크하고, 기다리며 두근두근! 특히 2014년 마라톤 도전은 정말 비우기 모임 아니면 힘들었을 것 같아요. 내 인생의 활력소! 정말 감사합니다.

❹ 공감대를 형성하고 있는 사람들을 만나 관련된 주제를 통해 서로를 알게 되고 나에 대해 새로운 발견들을 할 수 있어서 올해 나에게는 아주 뜻깊은 모임이었다. 좀 더 많은 사람들이 참여하여 자신을 사랑하자는 주최자의 목소리를 듣고 생각해 보는 모임으로 더욱 발전하길 바란다.

❺ 비우기모임은 비만으로 힘들었던 혹은 힘든 사람들의 모임이다. 난 비만까지는 아니지만 과체중으로 77사이즈를 입기도 하고 살을 빼려고 열심히 운동하고 식사량을 줄이려고 노력했지만 성공적인 결과를 잘 얻지 못했다. 약간 의지박약이라고 할까??? 이 모임에서는 이런 사람들의 얘기를 나누고 또 나를 돌아볼 수 있는 계기가 되어 너무 좋았다. 더욱 좋았던 것은 현재의 내 모습을 사랑하고 남들에게 표현하는 것이 얼마나 소중한 일인지 생각해 본 점이다. 남들의 시선 따위보다는 내가 하고픈 게 더 중요하다는 것을 함께 나누면서 적극적인 자세로 서서히 변화한다는 것, 그게 이 모임의 장점인 것 같다.

우리는 모임을 통해 어떻게 하면 더 나를 소중하게 대할 수 있을지, 더 사랑할 수 있을지, 더 행복해질 수 있을지 같이 고민하고 노력한다.

2015년도 열심히, 꾸준히 매월 셋째 주 토요일에 모임을 진행할 예정이다. 비만으로 힘들어 하는 분이라면 용기를 내어 찾아 주시길 바란다.

08

텔레비전에
내가 나오다니!

네이버 블로그 '다이어트 하는 닥터, 다닥 유현'을 꾸준히 관리한 덕에 종종 TV 프로그램에서 연락이 왔다. 그런데 대부분 프로그램에서 특정 운동, 특정 음식 등 '특정'한 다이어트 방법을 이야기해 주기를 바라더라. 아무래도 다이어트 before 사진을 공개하면서 TV에 출연할 사람(게다가 의사)이 별로 없어서 그런지 구체적으로 이런 식으로 이야기해 줄 수 없냐며 연락이 오기도 했다. 운동으로 뺐다고 하니 주사, 시술, 약은 필요 없다고 이야기해 주기를 바라거나 딱히 먹지도 않은 견과류를 꾸준히 먹었다고 이야기해 달라는 것이다.

나는 시술, 약을 통한 다이어트에 실패하기는 했지만 그건 내가 그런 방법들이 어떤 역할을 하는지 제대로 몰랐기 때문이라고 생각한다. 그런 방법들은 나를 도와주는 역할만 할 수 있었는데 나는 시키는 대로 약만 먹으면 아무것도 안 해도 알아서 살이 빠지고 그걸로 끝인 줄 알았던 것이다. 하지만 2부의 〈병원에는 살 빼는 약이 있을……까?!〉에서도 이야기했듯이 현실은 절대 그렇지가 않다. 약과 시술의 한계점을 알고 나서 도움을 받겠다면 전적으로 환영한다. 이에 관해서는 6부의 〈받을 수 있는 도움은 받자〉에 또 적었으니까 이 정도로 넘어가고.

견과류…… 물론 먹으면 포만감도 들고 건강에도 좋지. 그렇기는 한데 나는 그렇게까지 잘 챙겨 먹지는 않았다. 그리고 내가 살이 찌는 데 가장 큰 기여를 한 것은 신체적으로 느껴지는 공복감이 아니라 감정적 허기였다. 폭식할 때 견과류를 먹고 포만감을 느낀다고 해서 멈출 수 있는 게 아니니까. 배가 찢어질 것 같아도, 토할 것 같아도 이 음식을 해결하고 말겠다는 생각이 머리를 지배하고 있는 상황인걸. 그래서 몇 차례 전화가 왔는데도 도저히 안 되겠다고 말했다.

그렇게 운동도 식단도 딱 정해진 '다이어트 방법'이랄 게 없어서 TV에 출연하기는 어렵겠구나 싶었는데, 그런 나를 있는 그대로 방송에 내보내 준 것이 SBS 〈현장21 '내 몸을 속이는 다이어트'〉와 KBS 〈강연 100℃ '뚱뚱해도 괜찮아'〉였다. SBS에서는 레토르트 스파게티를 먹는 모습도 나왔으니 말 다했다. 이 프로그램에서 나는 전체 주제들 중에 하나, 그리고 그 하나의 주제에서도 다이어트 성공 사례 세 명 중 한 명으로 등장했다. 비중이 그렇게 크지는 않았다는 뜻이다. 그렇지만 KBS에서는 정말 내 이야기만으로 10여 분을 채웠다.

이건 정말 어마어마한 일이었다. 전화 통화도 여러 번 했지만, 더 구체적으로 방송 방향을 결정하기 위한 심층 인터뷰에 관계자가 네 분이나 나왔다. 처음에는 면접 보는 것 같아서 긴장했지만 차근차근 내 이야기를 끌어내서 모조리 다 털어놓고 왔다. 내 이야기를 듣고서 그쪽에서 뽑아 준 제목이 바로 '뚱뚱해도 괜찮아'. 제목도 그렇고 강연안도 그렇고 내 이야기를 어쩜 이렇게 말끔하게 정리를 잘 해 주셨는지.

'역시 전문가는 다르구나!'

열심히 연습했지만 촬영 당일에는 역시 잔뜩 긴장했다. 화장을 하고 제법 굽이 있는 구두도 신었다.

'정말 내가 방송을 하는 거야? 으악.'

긴장도 긴장이지만 무섭기도 했다. 인터넷 세상이잖아. 아직 날씬하지도 않은 주제에 다이어트 이야기하러 나왔다고 블로그에 악플이 잔뜩 달리지는 않을까 걱정이 되었다. 하지만 내 이야기를 듣고 용기를 얻을 수 있는 사람도 분명 어딘가에 있을 걸 알기에 방송을 하기로 결정한 거니까 "웃샤!" 하고 힘을 냈다. MC인 임성훈 씨도 "너무 잘하려고 하시지 말고요. 본인 이야기를 하러 나오신 거니까 그냥 편안하게 해 주시면 됩니다."라며 긴장을 조금 풀어 주셨다.

강연을 시작하니 관객들 얼굴이 보였다. 그들이 내 이야기에 고개를 끄덕이며 호응해 주는 것, 나를 응원하려고 온 가족들이 보이면서 점점 긴장이 풀렸다. 그렇게 강연 마지막 부분까지 무사히 진행했다. 그리고 연습할 때도 제일 어려웠던 부분이 되었다.

"뚱뚱해도 자신을 사랑해 주셨으면 좋겠어요."

왜인지는 모르겠는데 이 이야기를 할 때마다 눈물이 나왔다. 한 번은 버스 안에서 속으로 연습하다가 펑펑 울어 버린 적도 있었다. 그렇게 많이 연습하고 미리 많이 울어 둬서 실전에서는 안 울 줄 알았는데 또 울어 버렸다. 친한 친구들이 정말 못생기게 운다고, 남들 앞에서 절대 울지 말라고 했는데도 말이다. 촬영할 때까지만 해도 스튜디오 왔다고 페이스북에도 올리고 난리였는데 울고 나서는 쪽팔려서 없었던 일로 하고 싶어졌다. 그래도 결국 방송은 나와 버렸고, 의외로 놀림보다 응원이 많았다. '울어서 더 감동적이었다'는 사람도 있었고 '평소보다 그래도 덜 못생기게 울었다'는 말도 있었다!!

재미있고 의미 있는 경험이었다. 그 방송을 통해서 한 분이라도 '날 좀 사랑해야겠다'는 생각을 하게 됐으면 좋겠다고 바랐는데, 많은 분들이 블로그에 찾아와서 용기를 얻었다, 고맙다고 이야기해 주셔서 정말 행복했다.

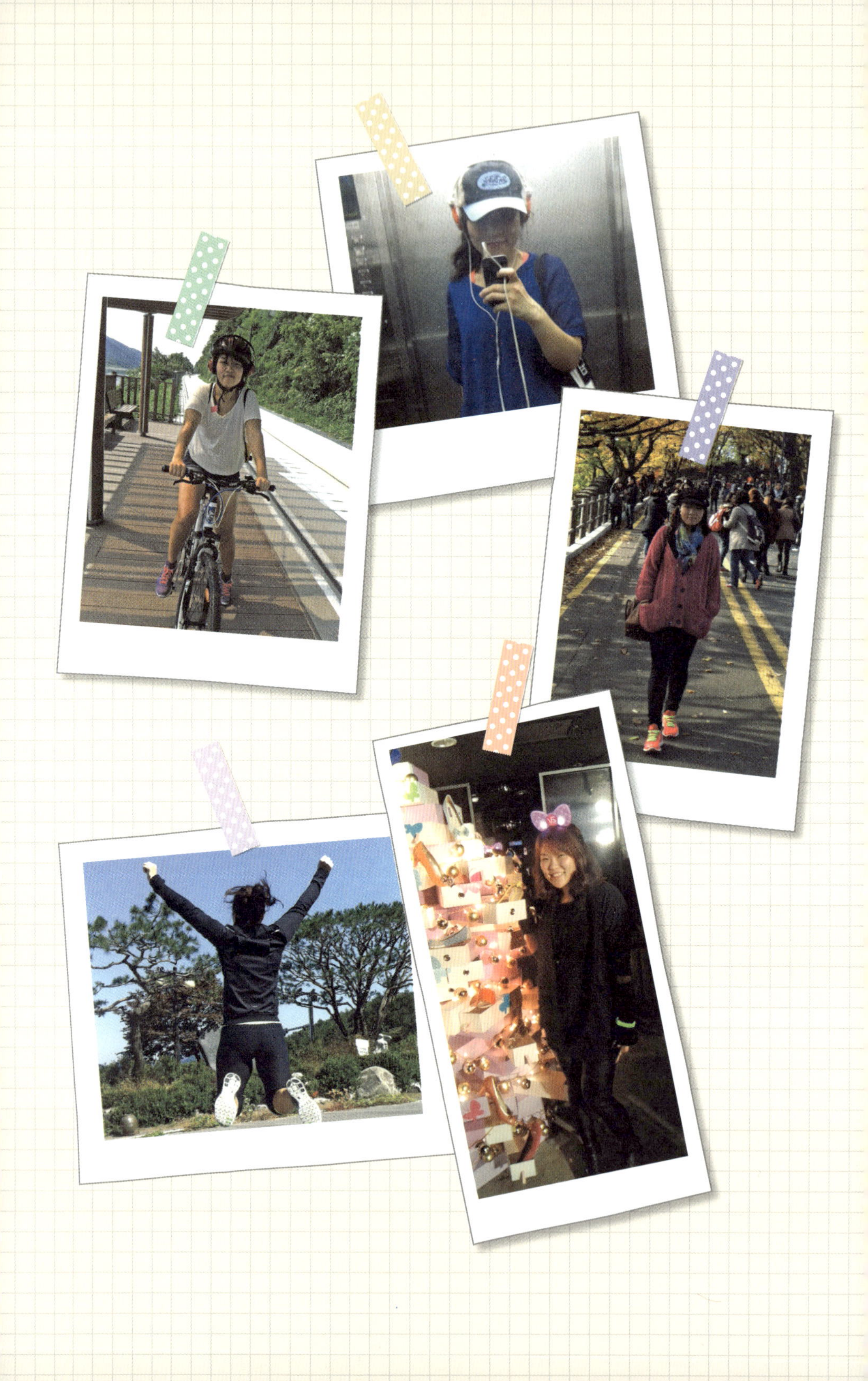

나를 사랑하는  건강 다이어트

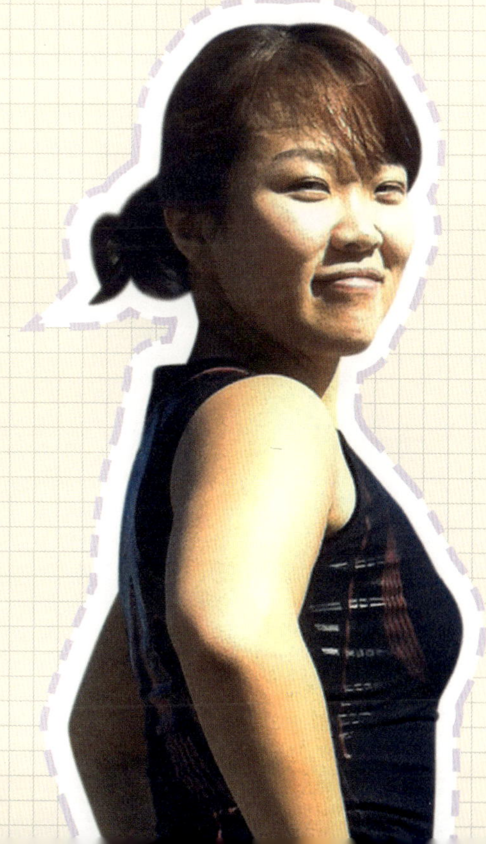

01

이번에는
시작부터 다르게

다이어트를 한 번도 안 한 사람은 있어도 한 번만 해 본 사람은 없을 것이다. 나만 해도 정말 셀 수 없이 다양한 방식으로 다이어트에 도전했었다. 그런데 결국에는 다 똑같은 문제점을 가지고 있었다.

'단기간에, 잠깐 동안 독한 마음으로 무리를 해서 살을 빼려고 했다는 것!'

이제야 느꼈지만 실패할 수밖에 없는 방법으로 계속 도전하고 있었다. 무리하고 무리해서 억지로 체중을 내려 눌러놔 봤자 생활 습관이 예전으로 돌아가면 빵! 다시 터지고 말았다. 체중이 오르고 또 몸이 안 좋아진 것으로 끝났으면 그나마 나았을 텐데, 정신도 같이 무너졌다.

'역시 나는 안 되나 보다. 나는 자제력도 없고, 의지도 약해서 살을 뺄 수 없는 쓰레기 같은 인간이었어.'

지금까지 택했던 방법들이 내가 잘하고 말고와 상관없이 도저히 장기적으로 성공할 수 있는 방법들이 아니었는데도, 모든 것이 내 탓으로 느껴졌다. 그렇게 반복하다 보니 점차 다이어트 의욕 자체가 사라졌다.

그러다 이번에는 체력을 키우고 건강에 다가가기 위해서 정말 교과서적인 방법으로 잘 먹으면서 운동을 열심히 했다. 내가 과거에 어떻게 해왔든 상관없이 내가 현재 먹고 활동하는 것이 내 체중을 결정해 준다는 것도 몸으로 익혔다. 살이 빠졌지만 결국에 다이어트를 끝내고 과거의 생활 습관으로 돌아가면 체중은 다시 오를 수밖에 없다는 사실을 늦게나마 알아차렸다. 그만큼 생활습관을 바꿔 놓지 않으면 비만에서 벗어날 수 없다는 소리다. 그래서 체중을 감량하고 유지하는 것을 '오른손잡이가 왼손잡이가 되는 것' 또는 '모국어가 아닌 새로운 언어를 배우는 것'과 같다고 할 정도인가 보다.

그런 만큼 빨리 체중을 빼겠다는 마음부터 접어 보자. 그동안 차곡차곡 늘려 왔으니 빼는 것에도 최소한 6개월에서 1년 정도의 기간을 잡길 바란다. 자신에게 맞는 방법을 찾되 '내가 이 방식으로 1년을 유지할 수 있을까?'는 확인하자. 독한 방법으로는 그렇게 오랫동안 버틸 수 없을 테니 자연스럽게 융통성 있는 방법을 택하게 될 것이다.

02

나를 사랑하면서
살을 빼자

과거의 나는 뚱뚱한 자신을 미워해야만 다이어트를 할 수 있을 줄 알았다. 왜냐하면 살이 찐 자신을 사랑하면 그 모습에 만족하게 된다고 생각했으니까.

반대로 다이어트를 포기했을 때는, 뚱뚱한 자신을 사랑하니까 다이어트 할 수 없다는 핑계를 댔다. 나는 살이 찐 상태로도 충분히 행복하고, 또 잘 살고 있다고 스스로를 납득시켰다. 확실히 뚱뚱함이 나를 불행하게 만들지는 않았다. 하지만 내 건강과 행복에 방해가 되는 것은 분명했다. 뚱뚱해도 괜찮은 척하다가 혼자 있을 때면 그 반동으로 더 심하게 폭식한 적도 많았고.

자신을 진짜로 사랑하는 사람이라면 어떤 것이라도 변화시키려고 노력하면 안 된다고 생각했고 그것이 얼마나 바보 같은 생각이었는지 깨닫는 데는 정말 오랜 시간이 걸렸다.

체중이 나가는 나를 받아들이고 사랑하게 되면서 처음에는 다이어트를 포기할 마음도 없지는 않았다. 그런데 점점 사랑하는 나를 위해서, 내가 건강하고 행복해지기 위해서 노력하고 싶어졌다. 감량해야만 한다는 강박에서 벗어나 감량하고 싶다는 소망으로 바뀌었다.

자신을 사랑한다는 것은 다이어트를 시작할 때도 그랬지만 다이어트와 건강한 생활 습관을 꾸준히 유지하는 데에도 도움이 됐다.

평생 뚱뚱한 것을 미워하며 지낸다고 상상해 보자. 잠깐 자신을 몰아붙이면서 감량할 수는 있겠지만, 과거의 나처럼 20~30킬로그램은 빼야 한다면 그 오랜 기간을 과연 버틸 수 있을까?

정상 체중에서 5킬로그램 정도 더 나가는 과체중이라면 뚱뚱함을 미워하면서 조금만 날씬해져도 스스로를 좋아해 줄 수 있겠지. 그런데 나는 뚱뚱한 것을 엄청 미워하면서 10킬로그램을 줄여도, 심지어 20킬로그램을 줄여도 여전히 뚱뚱하기만 했다. 그 정도로 날씬해지지 않았다. 그래서 10킬로그램을 빼고도 나 자신이, 그리고 스스로를 학대하게 만드는 세상이 미워서 더 감량하기보다는 포기해 버렸다.

감량하고 나서도 문제다. 뚱뚱한 것을 미워하면 기껏 살을 빼고도 '다시 살이 찌지는 않을까?' 하는 어마어마한 스트레스를 늘 받을 수밖에 없다. 물론 그 마음으로 더 잘 버티는 사람도 있을 것이다. 그런데 나도 그렇고, 주변사람들은 그 마음이 독이 되어 폭식과 요요 현상을 경험했다.

이번에는 반대로 해 보자. 뚱뚱해도 괜찮지만 기왕이면 사랑하는 자신을 돌봐 주고 싶다는 마음으로 말이다.

나는 처음에는 '뚱뚱하고 성격도 더러운 나를 아무도 사랑해주지 않을 테니 나라도 사랑해 줄 테다!' 라는 꿍장히 꼬인 마음으로 나를 사랑하기 시작했다. 그래도 10여 년 동안 꾸준히 세뇌하다보니까 점점 앞의 수식어들이 없어지고 '나를 사랑해주자'라는 마음이 남았다. 물론 여전히 가끔 울컥하고 내가 미워질 때가 있다. 한동안은 그렇게 오랜 기간 노력을 했는데도 여전히 마음이 무너질 때가 있다는 게 짜증이 나기도 했다.

'나를 사랑하는 게 대체 왜 이렇게 어려운 거야?'

이런 생각으로 점점 깊은 절망의 구덩이로 기어들어가기도 했다. 그렇게 고민하던 중 《하워드의 선물》이라는 책을 읽고, 스스로는 속속들이 알고 있지만 타인은 겉으로만 볼 수 있기 때문에 더 좋아 보일 수밖에 없다는 사실을 깨달았다. 남의 장점은 잘 보여도, 깊숙하게 숨겨 놓은 약점이나 단점은 금방 알아차리기 힘드니까. 가까워질수록 단점을 샅샅이 알게 되는데, 나는 나와 너무 가까워서 사랑하려면 더 큰 노력이 필요한 거였다. 나는 남들에게 밝힐 수 없는 이기적이고 못된 속마음을 다 알고 있으니 말이다.

어쩌면 연예인들이 멋지고 아름답고 돈도 많이 벌면서도 우울증, 온갖 중독, 심지어 자살까지 할 정도로 무너지는 것도 그런 이유 때문일지도 모른다. 겉으로 보기에 완벽해 보이는 만큼, 쉽게 스스로를 사랑할 것 같지만 정작 그렇지 못해서 힘들었던 것은 아닐까. 주변사람들이 정말 완벽하다고, 행복할 것 같다고 찬사를 보내더라도 실제로는 자신의 부족한 점들을 잘 알고 있으니까. 남들은 완벽하다고 하지만 사실 잡티도 있고, 주름도 있고 완벽하지 않은데. 혹시나 자신이 완벽하지 않다는 것을 사람들이 알아차리면 자신이 가진 모든 것이 날아갈 것 같은 걱정을 안고 살아가는 것은 아닐지….

나를 사랑하려면 노력이 필요한 게 당연하다. 특별히 못나서, 한심해서가 아니다. 남들이 생각하는 만큼 자신을 사랑해 주지 못하는 것은 스스로를 너무 잘 알고 있어서 그런 것이니, 스트레스 받지 말자. 다만 꾸준히 자신에게 애정을 주입해 주자.

특히 조심해야할 것! 날씬해지면 자신을 사랑하게 될 것이라는 착각은 버리자. 날씬해지고 나서도 새로운 단점이 눈에 들어와서 자신을 사랑할 수 없을 것이다. 그냥 지금, 당장 나를 사랑해 주자.

03

나를 사랑하는 방법 하나
: 몸보다 태도부터 바꾸자

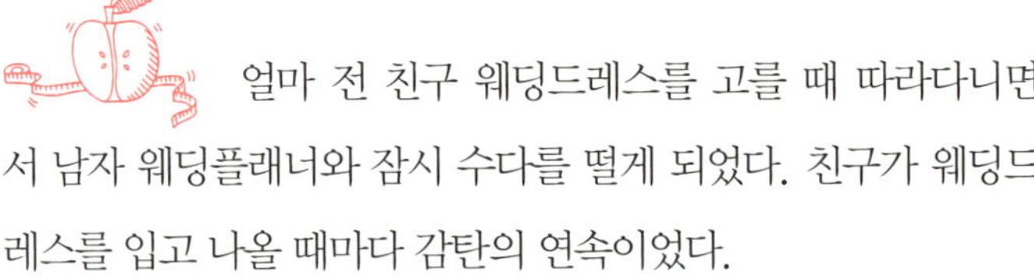

얼마 전 친구 웨딩드레스를 고를 때 따라다니면서 남자 웨딩플래너와 잠시 수다를 떨게 되었다. 친구가 웨딩드레스를 입고 나올 때마다 감탄의 연속이었다.

"이야, 예쁘다! 우아, 이번 건 더 예뻐!!"

한참을 이러고 있는데, 아무래도 신부가 예쁘면 여러모로 일이 편해진다는 이야기를 들었다. 아, 역시. 어쩔 수 없지…… 하면서도 약간 우울해하는데 그 웨딩플래너가 설명을 덧붙였다.

"그게 말이죠, 단순히 외모 문제만은 아니에요."

'엥? 예쁜 사람한테 더 잘해 주게 되고, 더 챙겨 주게 되는 것이 외모 때문이 아니라니 대체 무슨 소리야?'

나도 모르게 귀가 쫑긋 섰다.

"제가 몇 년 동안 웨딩플래너로 일하면서 경험한 건데요, 외모에 따라서 호의를 베풀었을 때 받아들이는 태도가 많이 다르더라고요. 외모나 스스로에게 자신감이 있는 분들은 호의를 베풀면 그냥 기쁘게 받아들여요. 워낙 많이 받아 봐서 그런지도 모르겠지만, 주는 사람 입장에서는 그렇게 기뻐하고 고마워하면서 받는 분을 더 챙겨 드리게 되더라고요. 그런데 약간 위축되어 있는 분들은 호의를 베풀어도 혹시나 숨은 의도가 있는 것은 아닌지, 혹은 왜 대체 나한테 그러는지 이해를 못하겠다는 듯이 행동하시는데…… 말로 표현하기는 어렵지만 약간 껄끄러워하시는 것이 느껴졌어요."

하아, 어떤 느낌인지 말로 표현 안 해도 너무 잘 알겠더라. 나도 그나마 막내라 남들에게 도움을 받고, 챙김을 받는 것에 익숙한 편인데도 여전히 호의를 받는 것이 어색했다. 아무 이유 없는 호의를 받으면 감사한 마음과 함께 경계심이라는 녀석이 슬쩍 따라왔다. 내가 그럴 만한 사람이 아니라고 생각해서 더 그랬던 것 같다. 그런데 그 태도가 결국 내 복을 달아나게 만드는 것이었다.

솔직히 외모는 중요하다. 나도 예쁘면 좋고, 잘 생기면 좋다. 책을 고를 때도 내용보다 표지를 먼저 보고 고를 때도 있다. 요즘 외모지상주의가 심해졌다느니 어쩌니 이야기하지만, '같은 값이면 다홍치마'라는 속담에서도 알 수 있지 않나? 한눈에 남속까지 볼 수 없으니 처음에는 외모를 볼 수밖에 없다.

그렇지만 외모와 몸매가 똑같더라도 태도 하나에 꽤 많은 것을 바꿀 수 있다. 물론 내가 태도를 바꾼다고 해서 순식간에 김태희가 되지는 않는다. 그렇지만 마음가짐에 따라 차이는 분명히 있다. 상상해 보라. '나는 외모 때문에 피해를 볼 거야, 뚱뚱하니까 남들이 싫어할 거야!'라고 생각하는 사람과 마주하고 있는 기분을. 내가 과거에 이런 식으로 사람들을 많이 밀어냈었다. 이번에는 똑같은 외모이지만 '나는 김태희는 아니지만, 나름대로 매력이 있고, 제법 괜찮은 사람이야.'라고 생각하는 사람을 상상해 보자. 느낌이 다르지 않은가? 둘 중에 누구랑 같이 이야기하고, 일을 하고 싶겠는가?

예쁘다는 것이 꼭 절대적인 개념일까? 나는 '맛있다'처럼 '예쁘다'에도 다양한 기준이 있다고 생각한다. 불닭볶음면이 맛있고, 치킨이 맛있고, 스테이크가 맛있다. 그런데 이럴 때 불닭볶음면보다 스테이크가 맛있으니까 불닭볶음면은 맛없는 게 되지는 않잖아? 그렇듯이 남들도 참 매력 있고 예쁘지만, 나한테도 고유한 매력과 예쁨이 있다고 충분히 생각할 수 있다.

다시 한 번 강조한다. 외모가 전부라고 생각하는 순간, 당신이 외모를 전부로 만들어 버리는 것이다!

04

나를 사랑하는 방법 둘
: 내 안의 여성성을 받아들이기

나는 내 안의 여성적인 본능과 속성을 부정하고 살아온 기간이 굉장히 길었다. 난 뚱뚱하니까 여성스러워 봤자 소용없다고 생각했다. 나는 대체 왜 나이가 들면서도 여성스러워지지 않을까 생각도 많이 했는데 내가 여자인 나 자신을 모르는 체하고 있어서 그런 것이었다. 그렇게 십여 년을 살다 보니 여자가 아닌 척 털털하게 사는 것이 더 편해져 버렸다. 그래서 살을 빼고 나서도 나는 내 안의 여성스러움을 불편하게 생각했다. 여성스러워졌다는 이야기를 들으면 괜히 남의 옷을 입은 것처럼 어색했다.

그러다 과거 사진들을 정리해 보면서 중요한 사실을 알았다. 나는 그동안 계속 여성스러웠다는 것이다. 사진 찍히는 걸 좋아하지만 예쁘게 나오지 않을 테니 웃기는 사진을 많이 찍었었는데 중간 중간 예쁘게 나온 사진들이 있었다. 체중은 늘 같았는데도!

'어라, 이 사진들은 대체 뭐지?'

주로 친한 언니들이 찍어 준 사진들이 그랬다. 내가 생각하기에는 예쁜 구석이 없었는데도 언니들이 '예쁘다, 귀엽다' 하며 사진을 찍어 줬고, 나도 잠시나마 '내가 예쁜 갑다!' 하면서 사진을 찍었다. 그 당시에는 별생각이 없었는데, 다시 보니까 그렇게 찍힌 사진들이 유독 예뻐 보였다. 내 안의 여자를 받아들이자 표정 자체가 달라진 거다.

사진들을 보면서 '내가 또 바보짓을 하고 있었구나!' 하고 깨달았다. 내 특성이었던 뚱뚱함을 그렇게 싫어하면서도 또 다른 특성인 여성스러움은 모르는 체하고 있었다. 게다가 이건 노력으로 바꿀 수 있는 부분도 아니고 말이다.

화장도 거의 안 하고, 구두보다 운동화를 좋아하고, 여전히 꾸미는 것은 어렵게 느껴질 정도로 나에게 여성성이라는 것은 멀기만 하다. 그래도 나는 이제 그 속성을 부정하지 않는다.

체중이 많이 나간다고 나처럼 자기 안의 여성성을 뭉개 버리지는 말자. 혹시 그렇게 생각하는 사람이 있다면, 예전에 언니들이 나에게 그랬듯이 나도 그 사람에게 "예쁘다."고 말해 주고 싶다. 각자의 매력이 있는 거고, 또 예쁘다는 소리를 들을수록 더 예뻐지는 것 같으니까.

이런 이야기하면 연예인처럼 예쁘냐고 딴지 거는 사람들이

꼭 있는데 앞에서 말했듯이 그런 문제가 아니다! 남들과의 비교
를 떠나서 자기 안에 있는 최상의 아름다움을 찾아보자. 제발,
과거의 나처럼 여성성을 마구 몰아내는 실수는 하지 말기를.

05

나를 사랑하는 방법 셋
: 웃는 연습하기

돈 안 들고 가장 쉬운 메이크오버가 바로 미소다. 웃는 것까지 연습해야 되나 싶겠지만, 그것도 따지고 보면 근육의 움직임이라서 연습이 필요하다. 잘 웃지 않으면 그 부위 근육들을 쓰지 않기 때문에 웃는 표정이 어색해진다. 환하게 웃으려고 했는데 썩소가 되어 버리거나 씁쓸한 기운이 풍기는, 사연 있어 보이는 미소가 되고 만다.

웃는 연습을 할 때 표정은 셀카 찍는 미소가 아니라 '뒤센 스마일'로 하자. 뒤센 스마일(Duchenne smile)은 입으로만 웃는 억지 미소가 아니라 눈까지 반달 모양이 되는 자연스러운 미소다. 조금 더 전문적으로 이야기하자면 눈둘레근이 움직이는 미소.

신문을 보다가 졸업 사진과 뒤센 스마일에 관한 기사가 나와서 내 초, 중, 고, 대 졸업 사진과 함께 포스팅했는데 그렇게 웃으면 눈이 작아 보이고 주름이 생긴다며 싫다는 댓글도 있었고 "다닥유현님은 뒤센 스마일이 어울리는데 저는 그러면 못생겨져요."라는 글도 있었다. 일반적으로 생각하는 예쁜 미소 기준에 맞추려면 눈은 최대한 크게, 턱은 되도록 갸름하게 나와야 하는데 뒤센 스마일은 그렇게 안 나오니까. 뒤센 스마일을 지을 때 더 못생겨 보일 수는 있다. 볼은 터질 것 같이 올라오면서 얼굴은 땡그래지고 눈은 없어진다. 그렇지만 전체적으로는 얼굴이 환해진다.

보는 사람까지 기분 좋아지는 미소가 뒤센 스마일이다. 눈에 힘만 주는 어색한 표정을 짓고 있다면 지금이라도 연습을 시작해 보자. 단순히 사진 잘 나오고 안 나오는 문제가 아니다. 근육은 모양을 기억하기 때문에 연습해 두면 평소 웃는 얼굴에도 영향을 미칠 것이다.

주름 생길 걱정 때문에 못 웃는다고? 주름은 뭘 해도 100퍼센트 생긴다. 아니, 이미 생기고 있다. 그 주름이 아름다운 미소 주름이 될지 어색하고 시니컬한 주름이 될지 결정할 때라고 생각한다. 집에서 거울 보고 열 번씩이라도 눈을 구겨 가면서 뒤센 스마일로 웃어 보자.

06

나를 사랑하는 방법 넷
: 내 몸매의 장점 파악하기

나를 사랑하려면 그동안 모르는 척했던 내 장점 들을 캐내야 한다. 2014년 비우기 모임 첫 시간에 각자 몸의 장점……이라기보다는 마음에 드는 점을 찾아보자고 이야기했다.

보통 다이어트를 시작할 때 롤 모델을 꼽는데, 그 효과는 잘 모르겠다. 분명히 노력으로 될 수 있는 부분과 안 되는 부분이 있으니까. 내가 아무리 살을 뺀다고 해도 장윤주처럼 비율이 좋아질 수는 없고, 마찬가지로 아무리 열심히 운동을 해도 김혜수의 가슴을 손에 넣을 수는 없다. 그러니까 다른 사람의 몸매보다 내 몸매에 관심을 가지자는 의미였다.

게다가 요즘 자기 계발서들을 읽어 보면, 과거에는 약점을 보완하라고들 했지만 요즘은 가지고 있는 장점을 극대화하자는 추세이다. 약점 보완에는 한계가 있고, 효율도 떨어지며 그 과정에서 자존감을 해칠 가능성도 높기 때문이다. 나는 몸매 관리하는 것도 마찬가지라고 생각한다.

게다가 자기 몸의 장점을 알게 되면, 다양한 목표 설정이 가능해진다. 나는 내 엉덩이를 꽤 좋아한다. 약간 오리 궁둥이라서 살쪘을 때는 뒤에서 보면 엉덩이밖에 안 보이는 다이아몬드 체형이었다. 아주 스트레스 덩어리였지만 이제 꽤 부피가 줄어서 오동통하니 마음에 든다.

반대로 내 몸매의 단점들에 집중하다 보면……, 그냥 다시 태어나자는 생각밖에 안 든다. 그리고 점점 내 몸과 스스로가 싫어진다. 남들이 지나가면서 하는 말도 충분히 큰 효과를 끼치는데 자신에게 지속적으로 세뇌하다 보면 어떻게 되겠는가? 노력으로 되지 않는 부분에 집착하지 말자.

그런 건 잊어버리고, 자기 몸에서 마음에 드는 부위를 찾아보자. 아주 마음에 들 필요는 없다. '그나마'로 충분하다. 남들이 가끔 칭찬해 주는 곳일 수도 있고 샤워하고 나서 거울을 보면서 '그래도 이건 괜찮지.'라고 내심 생각하는 부분일 수도 있다. 나 역시 엉덩이 라인이 여성스럽다는 이야기를 들은 후부터 조금씩 마음에 들기 시작했다.

그렇게 마음에 드는 부분을 부각시킬 수 있는 스타일링을 찾아보자. 옛날에는 스타일링을 귀찮고 쓸데없는 일이라고 생각했는데 그것도 나를 표현하는 하나의 수단이라는 것을 알게 됐다. 그리고 스타일링을 통해서 매력을 몇 배로 키울 수도 있다는 것도 알게 됐다.

다이어트에 관심이 많은 만큼 날씬해 보이는 스타일링에도 관심이 많은데 결국 한 줄로 정리할 수 있다.

'날씬해 보이기 위해서는 내 몸에서 날씬한 곳을 드러내면 된다.'

《스타일, 인문학을 입다》에 나온 구절이다. 그런데 내가 이 말을 꺼내면 꼭 이렇게 대답해시는 분들 있다.

"그래 봤자 내 몸에는 모델처럼 날씬한 곳이 없어요. 흑흑."

아, 자기 몸의 장점을 찾을 때랑 똑같다. 그러면 나는 또 흥분해서 대답한다.

"으아아악!! 그 이야기가 아니에요. 내 몸매에서 모델 같은 부분을 찾는 것이 아니라 내 몸에서 비율상 다른 부분보다 날씬한 부분을 찾는 거예요!"

플러스 사이즈 잡지가 있을 만큼, 플러스 사이즈와 그 스타일링에 관심이 많은 외국 사이트의 정보를 열심히 번역해 날라도 봤다. 자신의 몸매 스타일을 체크해 볼 수 있는 사이트도 알려 줬는데 다들 반응이…… '으헝으헝'이었다.

무슨 몸매 형이 나왔다며 울고 있는데 나한테는 '그게 대체 왜?!'라는 느낌이었다. 게다가 그 사이트는 어디가 살쪘으니 빼라고 이야기하지 않고 "Beautiful in Every Shape!"라며 모든 몸매에서 고유한 아름다움을 찾아주었는데도 말이다. 허리 라인이 살아 있는 모래시계형 몸매여도 '으헝으헝', 거의 모든 스타일이 잘 어울리는 역삼각형 몸매가 나와도 '으헝으헝', 그냥 다

'으헝으헝' 이었다. 이렇게 자신의 몸매를 싫어하는 상황이라니! 내가 '으헝으헝' 하고 싶었다.

자신의 몸매가 어떻다는 것은 울 일이 아니다. 어차피 '내 몸매 이래서 마음에 안 들어!'라고 생각한다고 해서 몸매가 바뀌지도 않고, 남의 몸매 부러워해 봐야 그렇게 될 가능성이 높아지지도 않는다. 그냥 내 몸매를 있는 그대로 받아들이고 잘 살리면 되는 거다.

연예인들이야 타고 난 몸매 덕도 있겠지만 그들의 아름다운 이유는 자신의 몸매를 잘 살리는 스타일링을 하기 때문이다.

우리가 아무리 스타일링을 잘 한다고 해서 소녀시대 몸매가 될 수는 없다. 그렇지만 '꾸며 봤자 그게 그거'는 절대 아니다! 그렇게 몸매 좋은 연예인들도 어떻게 스타일링 하느냐에 따라 몸매가 달라 보이는데 우리는 어떻겠는가. 어쩌면 우리는 더 유리할 수도 있다. 조일 수 있는 부분은 조여 주고 덮을 수 있는 부분은 덮어 주면 되니까.

처음에 썼듯이 날씬한 부분을 드러내 보자. 그러려면 제일 먼저 자신의 몸매를 파악해야 한다. 가지지 못한 것을 부러워하기보다는 가지고 있는 것을 발견하고 또 뽐낼 수 있길 바란다.

자, 그럼 몸매를 어떻게, 또 몇 가지로 구분할 수 있을까?

그건 정말 나누는 사람 마음이다. 나는 아주 단순하게 '어깨·가슴 / 배·허리 / 골반·엉덩이' 라는 세 부분의 비율에 따라서 역삼각형, 서양배형, 사과형, 모래시계형, 일자형 등 총 다섯 가지로 나눠 봤다.

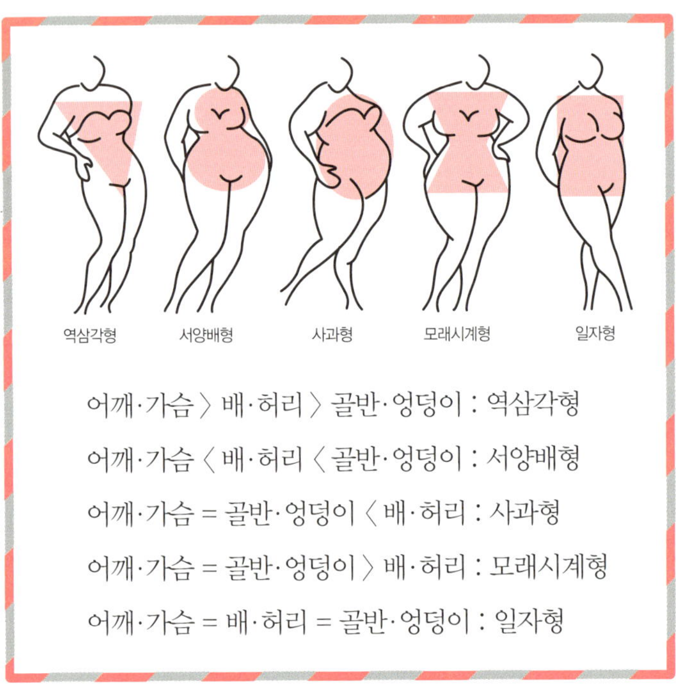

보통 어떤 체형에 딱 맞아떨어지기보다는 두 가지 체형의 중간 정도일 때가 많다. 그러니 자신에게 해당하는 스타일링 팁이라면 모두 참고하는 게 좋다.

아, 그리고 체형에 상관없이 모든 플러스 사이즈 스타일링에 꼭 들어가는 팁이 있다. 바로 목선을 드러내라! 목 끝까지 덮고 있으면 더 통통해 보이고, 답답해 보이니까 시원하게 파인 상의를 입자. 라운드넥과 U넥을 입고 사진을 찍어서 비교해 보면 어떤 느낌인지 바로 알 수 있을 것이다.

❶ 역삼각형

＊ 어깨가 넓고, 가슴이 커서 전체적으로 봤을 때 상체가 넓고, 하체로 갈수록 작아지는 역삼각형 체형.

＊ 이 체형은 대부분의 옷이 잘 어울린다는 엄청난 장점을 가지고 있다.

＊ 랩 드레스처럼 어깨 라인에서 가슴 라인으로 자연스럽게 떨어지는 스타일을 추천한다. 비대칭이나 V넥라인으로, 어깨보다는 가슴 쪽으로 시선을 모아 주자.

＊ 상의를 어둡게, 하의를 밝게 해서 상·하체의 균형을 잡아 줄 수 있다. 상대적으로 골반과 엉덩이가 작기 때문에 다양한 색깔, 모양의 하의를 입어 보자.

NG 상의를 밝게, 하의를 어둡게 입으면 상체가 더 넓어 보인다. 오프숄더 넥라인의 옷이나 어깨 패드, 풍성한 슬리브의 옷들도 어깨를 넓어 보이게 한다.

❷ 서양배형 (삼각형)

＊ 골반과 엉덩이가 가장 큰, 굉장히 여성스러운 체형이다. 이 체형의 많은 장점 중 하나는 가슴을 포함한 상체가 엉덩이에 비해서 작다는 것이다. 고로 상의를 가지고 마음껏 놀 수 있다는 이야기! 그리고 허리 라인과 하체에서 아름다운 굴곡도 있으니 하체의 라인을 드러내는 것을 겁내지 말자.

＊ 상체가 작은 편이기 때문에 균형을 맞추기 위해서 주름

장식 등으로 가슴 부분을 강조하거나 액세서리를 활용해서 시선을 위쪽으로 올려 주자. 물론 목선을 드러내 주고!

＊ 원피스는 클래식한 엠파이어 실루엣이나 랩 드레스처럼 엉덩이 쪽이 부드럽게 흘러내리는 스타일이 잘 어울린다.

＊ 하의는 색이 진하고 잘 맞는 일자바지나 A라인 스커트를 입고, 상의는 약간 여유 있고 컬러풀하게 입으면 자연히 위쪽으로 시선이 모일 것이다.

NG 상체가 하체에 비해 더 큰데 골반까지 내려가는 티셔츠나 허리 라인이 낮은 드레스를 입어 버리면 온몸이 가장 큰 하체만큼 커 보인다. 너무 타이트하게 붙는 스키니나 배기 팬츠도 하체를 부각시키므로 피하는 것이 좋다.

❸ 사과형(혹은 다이아몬드형)

＊ 복부와 허리 쪽에 살이 많은 체형. 배에 살이 많지만, 얼굴에서 가슴으로 내려오는 라인과 엉덩이에서 다리로 내려가는 라인이 이 체형의 강점이다. 그 강점을 부각시키면서 뱃살과 러브핸들을 살짝 가려 주는 것이 사과형 체형 스타일링의 포인트! 그러기 위해서 넓은 중앙 부위의 시선을 길게 늘려 주고, 팔다리를 드러내서 강조해 보자.

＊ 옷을 입을 때도 바지 안쪽으로 옷을 집어넣지 말고, 골반까지 덮는 스타일로 중앙 부분을 살짝 덮어 주자. 그리고 긴팔보다는 7부, 5부로 팔목을 드러내 주고, 마찬가지로 트임이 있는 치마나 밝은 색 하의를 입어서 시선을 분산

시킨다. 또 어깨와 얼굴 쪽으로 시선을 모을 수 있게 귀걸이나 목걸이 등의 액세서리를 착용하는 것도 추천.

＊ 원피스는 가슴 라인에서 쭉 떨어지는 엠파이어 스타일이나 허리 라인이 골반으로 들어가 있는 스타일이 좋다.

NG 터틀넥이나 목을 가리는 종류는 NO! 손목까지 덮는 긴팔도 NO! 가로줄 무늬, 중심 부분에 주름이나 장식이 들어간 옷, 몸에 딱 붙는 스타일은 배 쪽으로 시선을 모으기 때문에 피하는 것이 좋다.

와이드 팬츠나 배기팬츠 같은 종류를 입으면 나온 배만큼 하체까지 튼실해 보일 수 있으니 피하자.

가슴에서 바로 뚝 떨어지는 엠파이어 스타일은 좋은데 가슴선에서 약간 내려간 뒤 허리보다는 위쪽에서 퍼지는 클래식한 엠파이어 스타일은 몸매와 잘 어울리지 않는다.

❹모래시계형(8자형)

＊ 가슴과 골반은 크면서 허리 라인은 살아 있는 육감적이고 글래머러스한 체형이다. 어떤 스타일이든 잘 어울린다. 단, 살아 있는 허리 라인에 과도하게 시선을 모을 경우, 어깨나 엉덩이가 커 보일 수도 있으니 정도 조절이 중요할 듯!

＊ 일자로 허리 라인쯤에 떨어지는 재킷이 잘 어울리는 체형이다. 재킷 아래로 살짝 들어간 허리 라인이 보인다면 정말 최고!

※ 체형의 여성스러운 라인을 그대로 살려 주는 랩 스커트도 무척 잘 어울린다.

※ 그리고 상의는 하의 안으로 집어넣어서 입도록 하자! 있는 허리 라인을 죽이지 않도록. 단 하의는 더 짙은 색으로 스타일링해서 균형을 맞춰 준다.

NG 오버사이즈 탑을 입을 때면 벨트를 착용하거나 아니면 하의 안으로 집어넣자. 그렇지 않으면 위에 말했던 살아 있는 허리 라인을 죽이는 꼴이 된다.
허리 라인이 낮게 들어가 있는 원피스도 마찬가지.
배기팬츠나 카프리 팬츠처럼 너무 딱 맞는 바지는 골반 라인을 부각시킬 수 있으니 피하자.

❺ 일자형 (직사각형)

※ 어깨와 가슴, 복부, 그리고 골반과 엉덩이까지 거의 비슷한 체형. 이 체형의 가장 큰 장점은 균형감이 있다는 것. 딱히 어디를 가릴 필요가 없을 정도로 몸에 균형감을 가지고 있다. 이제 여성스러운 허리 라인만 잡아 주면 된다.

※ 일단 가장 쉬운 방법은 와이드 벨트 등을 이용해서 허리를 딱 만들어 주는 것. 그리고 여성적인 라인을 위해서 가슴 쪽에 장식, 주름, 주머니 등이 달려 있는 상의를 입는 것도 좋다.

※ 촘촘하게 주름이 들어간 치마나 펜슬 스커트, 와이드 팬츠, 나팔바지 등으로 골반 라인을 만들어 주자.

NG 허리 라인이 전혀 없거나 허리 부분을 여유 있게 덮어 버리는 스타일은 없던 배도 만들어 버린다.

허리 라인에서 끝나는 재킷이나 상의도 허리 라인을 잡아 주기보다는 단점을 부각시키므로 피하는 것이 좋다.

일자바지, 앞 주름이 있는 하의, 하이웨이스트도 몸매를 살려 주는 패션은 아니다.

다시 한 번 말하지만 진짜 꾸미기 나름이다. 거짓말 같으면 인터넷에 플러스 사이즈 모델을 검색해 보라. 진짜 깜짝 놀랄 만큼 매력적인 사람들이 많다. 그런 모델들을 보면서 얻은 마지막 패션 팁 두 가지.

하나는 자세! 스타일을 어떻게 하든지 구부정한 자세로는 허리 라인이고 뭐고 보일 수가 없다. 등을 쫙 펴고 배에 힘주고 누가 뒤통수를 약간 하늘로 당기는 느낌으로 몸을 딱 잡아 주자.

두 번째는 표정! 물론 화장하고 머리한 덕도 보겠지만 모델들이 다 뚱한 표정으로 있었다면 이렇게 매력적으로 보였을까? 절대 아니다. 환하게 웃어 보자. 웃는 게 불편하고 어색하다면 집에서 연습을 하는 것도 좋다. 기분이 좋아서 웃는 게 아니라 웃어서 기분이 좋다는 말도 있듯이 화사하게 웃어 보자.

07

나를 사랑하는 방법 다섯
: 잘 맞는 옷을 입자

지금까지 나는 나에게 잘 맞는 옷을 입기보다는 그냥 옷에 몸을 억지로 구겨 넣어서 입는 경우가 많았다. 아주 살쪘을 땐 내가 입을 수 있는 옷이 거의 없어서 살이 조금 빠졌을 때 산 옷들을 그냥 꾸역꾸역 입었다. 그렇게 자기 몸에 안 맞는 옷을 입다 보니 문제가 좀 생겼다.

일단 입을 때마다 우울했다. 몸을 구겨 넣으면서 짜증이 났다. 그리고 옷이나 단추가 뜯기는 일이 생각보다 잦았다. 그렇게 자극을 받으면 좋지 않겠느냐고? 하하, 그런 일로 자극이 되기에는 내 몸이 너무 거대해져 있었다. 10킬로그램을 빼도 일반 매장에서 옷을 살 수 없으니 절로 포기하게 되었다. 게다가 플러스 사이즈 옷들은 항상 추가 금액이 붙거나 조금 비싸면서도 별로 예쁘지도 않아서 더 손이 가질 않았다. 심지어 더 안 좋은 경험도 했다.

"뭐야? 플러스 사이즈를 주문했는데 옷이 왜 이렇게 쬐끄마한 거야?"

이런 일로 수차례 상처 받기도 해서, 옷은 그냥 있는 것을 어떻게든 입으려고 했다.

맞지 않는 옷을 억지로 입기. 이건 단기적으로는 내 기분을 상하게 했고, 장기적으로는 몸에 지울 수 없는 흔적을 남겼다. 팔뚝이 꽉 낀 데다 중간까지밖에 안 들어간 상태로 재킷이나 가운을 입다 보니 팔뚝 중간에 고무줄처럼 자국이 남아 버렸다. 마찬가지로 억지로 바지를 입은 탓에 배 쪽에도 밴드 자국이 진하게 남았다. 게다가 그 부분은 혈액 순환이 잘 안 돼서 오돌토돌 셀룰라이트도 잔뜩 생겨나 살이 잘 안 빠지게 되어 버렸다.

살찐 몸에 맞는 옷을 사면, 살을 안 빼다 못해 오히려 더 찔 것 같았다. 그래서 옷을 안 사고 억지로 입는 경우가 많았는데 그렇게 해서 살을 뺀 것도 아니요, 살이 덜 찐 것도 아니었다. 셀룰라이트만 열심히 만들어서 오돌토돌 울퉁불퉁해졌을 뿐. 더 무서운 건 살을 빼고 나서도 자국이 없어지지를 않는다…….

나는 이런 시행착오를 겪었지만 다른 사람들은 본인에게 잘 어울리고 잘 맞는 옷을 입었으면 좋겠다. 생각보다 나쁘지 않으니 용기를 내길!

간혹 한 사이즈라도 더 작게 입고 싶어서 터질 듯이 입는 사람도 있는데, 안타깝게도 타이트해서 더 뚱뚱해 보일 수도 있다.

나도 살 빼고 나서 억지로 55사이즈까지 입을 수는 있었다. 그렇게 입으니 살이 튀어나오고 옷이 팽팽하게 당겨져서 차라리 66 사이즈를 입는 것이 훨씬 날씬해 보였다. 내 몸에 잘 맞는 옷을 입는 게 제일 예뻐 보인단 말씀!

반대로 큰 사이즈를 걸치는 것도 추천하고 싶지 않다. 실제 몸매 이상으로 부해 보이는 것도 그렇지만, 괜히 살이 더 잘 찌는 환경을 만들어 버리는 셈이니 말이다. 일단 살이 찌는 것을 눈치채지 못하게 하고, 또 옷이 헐렁하면 더 많이 먹을 수도 있다. 내가 살이 빠진 후에 처음으로 원피스를 입고 친구 결혼식에 갔다가 밥을 먹는데, 조금 먹다 보니 배가 부른 것을 옷이 대신 느껴 줬다. 잘 맞게 입고 간 옷인데 복부가 묵직해졌다.

"아!!! 이래서 날씬한 사람들이 날씬한 건가?"

그리고 집에 돌아오는 길에 또 하나를 느꼈다. 딱 맞는 옷 자체가 배에 약간 힘을 주게 했고, 등은 쫙 펴게 해 줬다. 바른 자세로 있으면 보기에도 좋을뿐더러 몸이 긴장하고 있어서 칼로리 소모도 약간이지만 늘어난다. 그날, 날씬한 사람들의 비밀을 하나 알게 된 기분이 들었다.

그런데, 살집이 있는 사람들에게 잘 맞는 옷은 어디에서 구하면 좋을까? 나는 플러스 사이즈 전문 쇼핑몰을 이용해 보는 걸 추천한다. 옛날에 내가 옷을 살 때는 인터넷 프리마켓에서 싸구려를 대충 찾아서 골랐다. 그냥 일반 티셔츠를 만드는 곳에서 추가 금액을 내면서 주문한 거라 정말 질이 안 좋았다. 한 계절은커녕 빨래 몇 번만 하면 그냥 걸레가 되었다. 그리고 플러스 사이즈라고 해 놓고 66사이즈까지만 있는 경우도 많았다.

"아니, 티셔츠는 원래 5000원 정도밖에 안 할 때도 있잖아? 근데 왜 플러스 사이즈만 비싼 거야?!"

그때는 이렇게 짜증도 냈는데, 사실 플러스 사이즈를 일반 티셔츠와 같은 품질로 만들려면 돈이 더 들 수밖에 없는 건 인정해야 했다. 일단 크기가 다르니까!! 음식을 곱빼기로 시키면 돈이 더 드는 것처럼 플러스 사이즈가 되면서 조금 더 비싸지는 것은 어쩔 수 없다.

플러스 사이즈라도 마음에 드는 옷을 고르면서 살 수 있는 쇼핑몰 몇 군데를 추천하고 싶다. 겉에 '플러스 사이즈'라고 도장이 찍혀있는 것도 아니니까 마음에 드는 옷으로, 좋아하는 스타일으로 잘 골라서 사 보자.

❶ 애니사이즈 (http://www.anysize.co.kr)

플러스 사이즈 10년 전통! 내가 알아본 플러스 사이즈 쇼핑몰 중에서 제일 큰 사이즈까지 나와 있는 쇼핑몰이다. L부터 5XL까지 있다. 제품 이름 바로 아래에 출시된 사이즈가 딱 적혀있는 것도 장점! 가끔 마음에 드는 스타일을 발견하고도 큰 사이즈가 없으면 괜히 버림받은 느낌이 들었는데, 이 사이트에서 그럴 일은 없을 듯.

사이즈라는 면에서는 스트레스받을 게 없지만, 아쉬운 점이 있다면 대부분이 라인을 완전히 덮어 버리는 얌전한 스타일이라는 것. 살집이 있으면 더 가리고 싶어지지만, 약간은 라인이 있었으면 싶다.

그래도 여성스러우면서 베이직한 스타일들이고, 상의가 거의 다 엉덩이를 살짝 가리는 길이로 되어 있어서 정말 편하게 입을 수 있다.

❷ 공구우먼 (http://www.09women.com)

"REAL FITTING"이 있어서 공구우먼 직원들의 신체 사이즈(키, 바스트, 상의, 하의 사이즈의 신체특징)가 나와 있고, 각각의 직원들이 직접 입어 보고 나서 무슨 사이즈를 입으면 된다고 정리해 준다.

플러스 사이즈 우먼이었을 때 온라인 쇼핑을 하고 나면 디자인보다도 사이즈가 맞을지 어떨지가 제일 큰 걱정이었다. 하지만 여기에서는 '88~99입는 직원이 XL 입으면 잘 맞아요!'라고 되어 있으니 쇼핑하는 데 정말 큰 도움이 된다. 사이즈는 XL까지, 몇몇 품목은 2XL까지 나와 있다.

전체적으로 둘러봤을 때 여성스럽고 귀여운 스타일이 많다. 튀는 스타일들은 아니었고, 참한 스타일, 여성스러운 스타일, 정장 스타일 등 다양하게 준비되어 있다.

❸ 빌드 (http://www.build.co.kr)

홈페이지를 보면 바로 일하는 어른 여성을 위한 쇼핑몰이라는 느낌이 든다. 칙칙해서가 아니라 디자인이나 색상이 카리스마 넘치게 일하는 커리어우먼을 떠올리게 만든다. 40~50대 한테도 잘 어울릴 듯한 디자인에 가격도 괜찮다.

게다가 제품마다 소재, 색상, 사이즈 등의 기본적인 설명뿐만 아니라 기획 의도(이런 라인으로 슬림해 보인다 등)와 스타일팁까지 나와 있어서 정성이 느껴진다. 상품 설명이며 후기를 읽어 봐도 '일하는 여성'을 위한 제품들이라 신축성이 좋은 재질로 되어 움직이기 편한 제품이 많다는 것도 장점이다.

❹ 민짱 (http://www.minzzang.co.kr)

사이즈는 대부분 XL까지 나와 있고, 스포티하고 풋풋한 느낌의 디자인이 많았다. 20대 초반의 어린 친구들이 좋아하고, 또 그들에게 잘 어울릴 것 같다. 게다가 많은 디자인들이 루즈핏이나 박스핏으로 되어 있어서 몸의 라인을 드러내는 것이 부담스럽다면 이 쇼핑몰을 추천!

❺ 핫핑 (http://www.hotping.co.kr)

제품에 따라 44부터 99, 100, 105사이즈까지 있는 쇼핑몰. 다양한 스타일이 있지만 여성스럽고 사랑스러운 스타일이 이 사이트의 가장 큰 강점! 특히 드레스 코너에 있는 원피스들이 참하고 예쁘다. 그리고 이너웨어나 여름 해변용 스타일도 전부는 아니지만 플러스 사이즈까지 나와 있는 제품이 꽤 있다!

한마디로 플러스 사이즈도 여성스러운 취향대로 고를 수 있는 쇼핑몰. 게다가 클릭하기 전에 사이즈가 어디부터 어디까지 있는지 바로 확인할 수 있어서 편하다.

계속 강조하지만 체중이 많이 나간다고 해서 나처럼 여성성을 버리는 실수를 저지르지 않았으면 좋겠다.

❻ 그여자네집 / 쉬즈하우스 (http://www.shezhouse.co.kr)

이 플러스 사이즈 쇼핑몰의 가장 큰 장점은 오프라인 매장이 있다는 것. 사이즈가 크게 나오기는 하지만 다양한 사이즈로 나오지는 않는다. 보통 두 사이즈가 있다. 큰 것과 더 큰 것! 바지 사이즈도 40인치 정도까지 나온다.

상의 사이즈가 다양하게 나오지 않는 것은 아쉽지만, 스타일은 꽤나 다양하게 준비되어 있다. 무엇보다도 오프라인 매장에 직접 가서 입어볼 수 있다는 것은 정말 어마어마한 장점이다.

❼ 통큰걸 (http://tongkeungirl.com)

가장 큰 장점은 피팅 모델이 77사이즈라는 것!

'플러스 사이즈 쇼핑몰이라면 그래야지.'

이렇게 생각은 하지만 막상 플러스 사이즈 피팅 모델이 있는 경우는 별로 없었다. 모델이 다양한 표정과 포즈를 보여 주면 더 예뻐 보이겠지만 그래도 피팅 모델이 플러스 사이즈라니 가산점 먹고 들어간다.

보통 100사이즈까지 있고 어떤 제품은 110까지도 있다. 무난하고 편안한 기본 아이템들을 사기 좋은 쇼핑몰.

❽ 4XR (http://www.4xr.co.kr)

지금까지 거의 다 '여자'를 대상으로 이야기해 놓고 이제 와서 살짝 남자 옷을 끼워 넣는 게 좀 민망하지만 그래도 남자 플러스 사이즈 쇼핑몰도 하나는 넣어 줘야겠다. 셔츠, 니트, 후드, 코트 등 다양한 스타일로 준비되어 있는 곳. 깔끔한 직장남부터 프리한 예술가 스타일까지 고를 수 있고, 사이즈는 4XL까지 있다.

❾ 플러스 사이즈 패션 컬처 매거진 〈66100〉

이건 쇼핑몰은 아니고 플러스 사이즈 모델 김지양씨가 창간한 잡지다. 2014년 봄 호부터 계절마다 한 권씩 발행하고 있다. 플러스 사이즈의 다양한 이야기들과 함께 패션 팁, 메이크업 팁이 전부 플러스 사이즈 모델들로 채워져 있다. 단순히 옷 예쁘게 입는 법뿐만 아니라 플러스 사이즈로 아름답고 당당하게 살아가는 법을 알려 주는 멋진 잡지다.

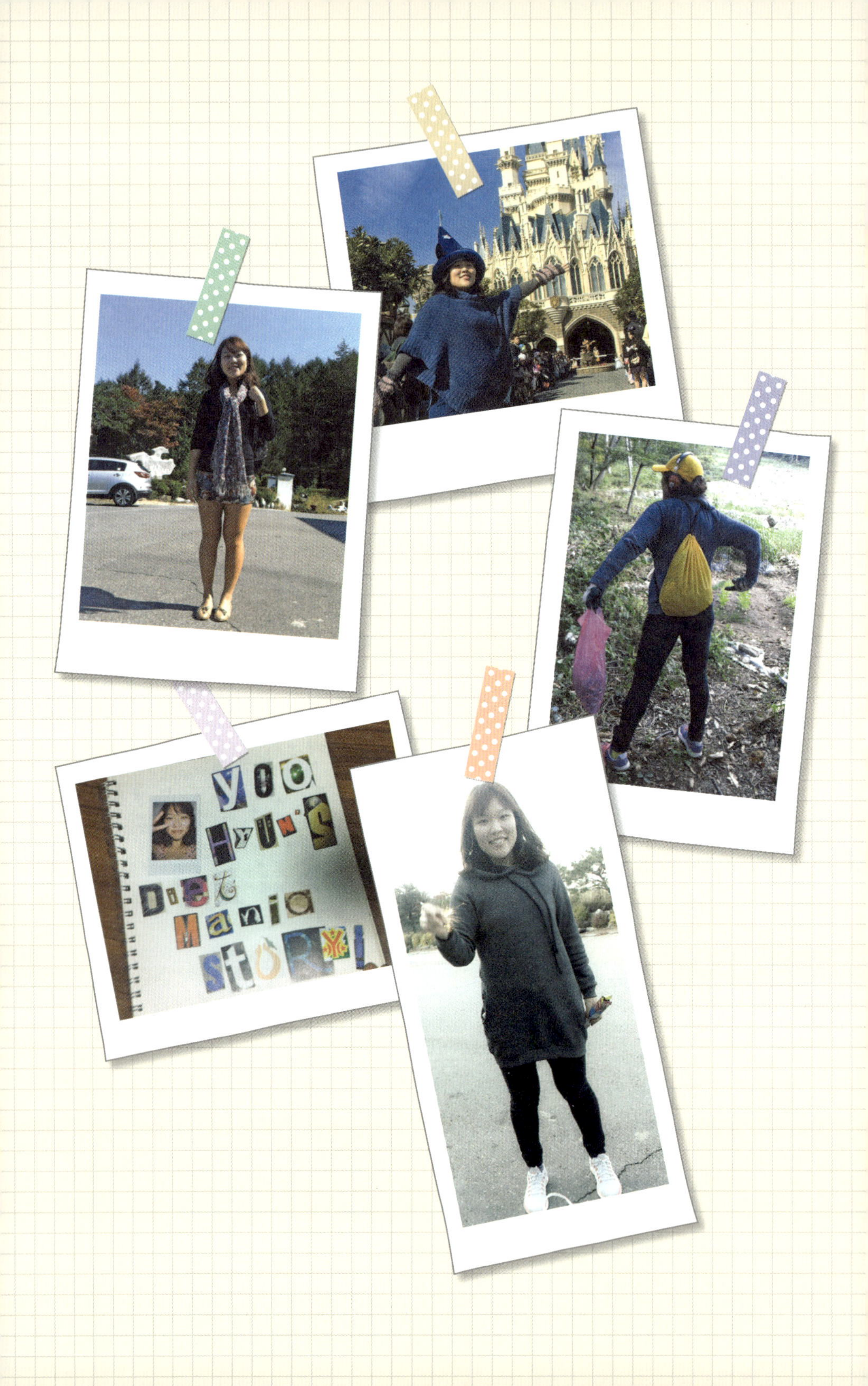
YOO HYUN'S
DIET MANIA STORY!

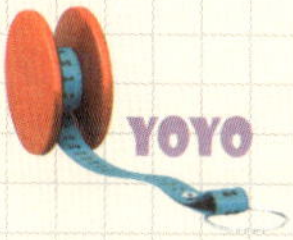

다닥 유현의
건강 다이어트
노하우

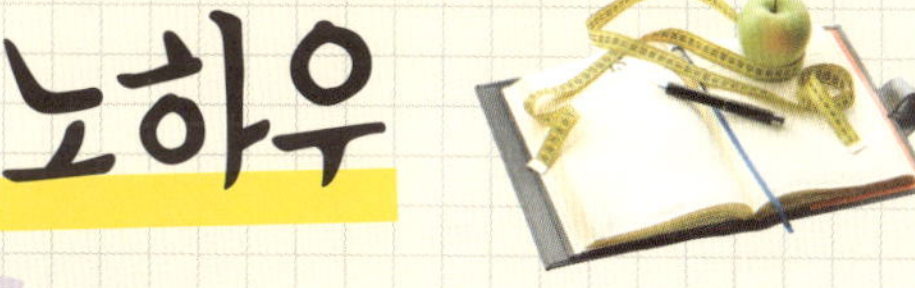

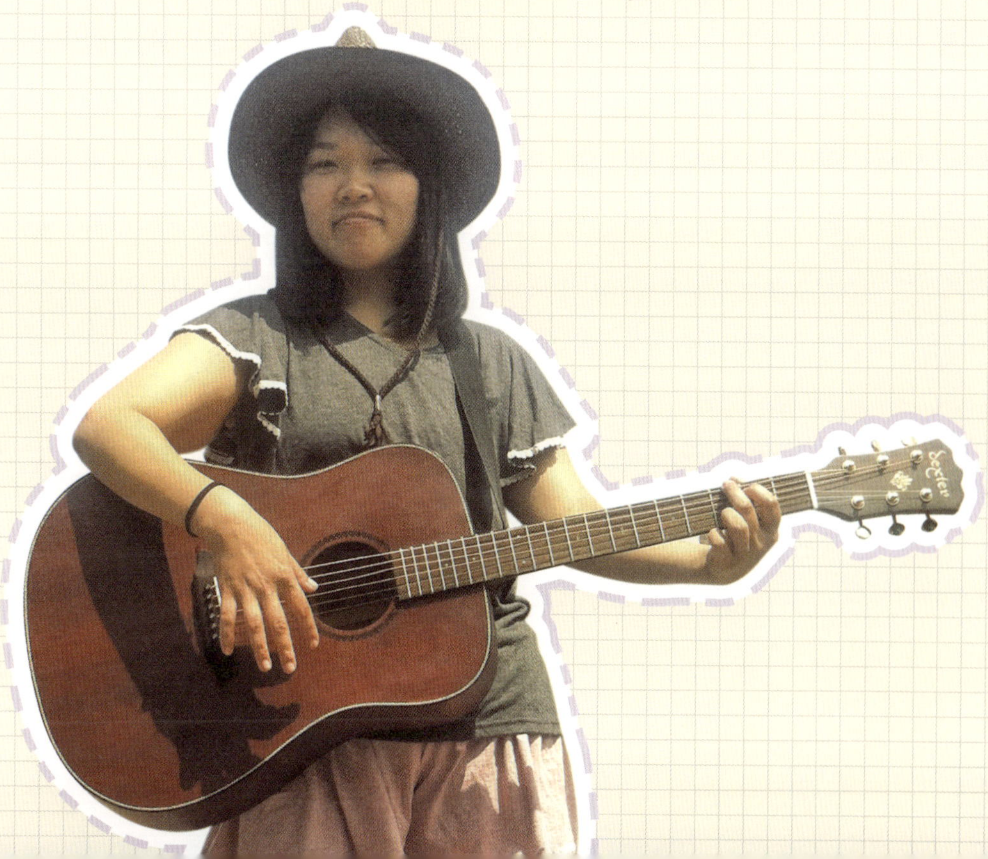

01

목표는 날씬함보다 건강함으로

다이어트를 할 때, 그 방법만큼이나 목표도 중요하다. 대부분은 건강해지기보다는 날씬해지겠다는 목표를 세우고 시작한다.

"체중이 많이 나가다가 날씬해지면 건강해지는 거 아냐?"

물론 이렇게 생각할 수도 있겠지만, 그렇게 단순하지가 않다.

'날씬함'을 목표로 잡으면 무리하는 게 당연해진다. 왜냐하면 무리할수록 날씬해지니까. 오늘 내가 눈곱만큼 먹을수록, 혹은 아예 안 먹을수록 어제보다 더 날씬해질 수 있다. 오늘 내 몸 상태가 어떻든 상관없이 무조건 많이 움직일수록 어제보다 더 날씬해질 수 있다. 하지만 그런 방법으로 다이어트를 오래 치속한다는 것은 불가능에 가깝다.

반면 건강해지는 걸 목표로 삼고 시작한다면 어떨까? 필요한 열량을 섭취해야 하고, 또 몸 상태에 따라서는 운동을 쉬어야 할 수도 있다. 물론 이렇게 반문할 수도 있겠지.

"아니, 운동을 쉬어야 한다고?"

그렇다. 근육을 탄탄히 다져서 이른바 '몸'을 만드는 보디빌딩을 예로 들어 보자. 이걸 제대로 하려면 운동도 중요하지만 잘 먹고, 잘 쉬는 것도 중요하다. 괜히 보디빌딩의 3요소가 '운동, 영양, 휴식'이 아니다.

그리고 많이 빼야 할수록 건강함을 목표로 삼아야 한다. 감량해야 할 체중이 많아질수록 장기전이 될 테니까! 만일 100미터 달리기라면 발목이 삐든 허리가 아프든 숨이 턱까지 차오르든 이 악물고 결승선까지 버티는 것이 답이리라. 그렇지만 다이어트는, 특히 비만에서 정상체중으로 가는 다이어트는 그런 단거리 경주가 아니다. 마라톤보다도 긴 여정이다. 그런데 초반에 이 악물고 몸에 이상 신호가 오는 것을 무시하고 진행한다면? 무너질 수밖에 없다.

사람들이 생각하는 것과 달리, 다이어트를 빨리 진행한다는 것에 별 의미는 없다. 오히려 유지를 잘하는 사람들의 특징은 '오랫동안 체중 감량을 했다'는 것이다. 날씬함보다는 건강을 목표로 삼아 차근차근 앞으로 나아가자. 포기하지 않는 한 다이어트에 실패는 없다!

02

왜 살이 쪘는지
이유를 묻지 마세요

비만은 다양한 원인들이 복합적으로 작용해서 발생한다. 유전, 식습관, 생활습관, 사회적 요인, 연령, 인종 등. 그 외에도 약물이나 갑상선 저하증, 쿠싱 증후군 등의 질환 역시 비만을 일으키는 원인이 된다. 비만의 위험 요인을 파악하는 것이 의사로서는 중요했기에 블로그를 처음 시작할 때에는 비만의 진단 기준과 비만의 원인에 대해 포스팅을 했다.

그런데 막상 내 몸을 관리하는 데에는 이런 지식들이 도움보다는 방해가 되었다. 바보 같이 내가 살이 찐 이유를 비만의 원인들에서 찾으려고 한 것이다. 원래 살찌는 체질이라거나 내 몸에 무슨 질환이 있어서 살이 찐 것은 아닐까 내심 기대하기도 했다. 병에 걸린 것이라면 비만이 내 탓이 아니니까. 안타깝게도(?) 나는 튼튼했다. 그리고 병으로 인한 비만도 거의 대부분 본인이 노력해서 체중을 조절해야 한다는 사실을 그 이후에 알게 되었다.

그런데 이런 실수를 저지르는 것이 나 혼자만은 아닌 것 같다. 살이 찌는 체질이라는 이야기는 다들 많이 한다. 또 '부모님이 뚱뚱하셔서 나는 어쩔 수 없어…….'라고 생각하는 사람도 많다. 이게 다 '왜 내가 살이 쪘나?'라는 질문을 하면서 생기는 문제들이라고 생각한다.

그것보다는 '어떻게 하면 살을 뺄 수 있을까?'라는 질문을 던져 보자. 이것도 어떻게 보면 아주 비슷한 질문이다. 다만 내가 살찐 이유 중에서 바꿀 수 있는 것에 주목할 뿐이다. "왜?"라는 질문을 하다 보면 내가 살이 찐 것과 살을 빼지 못한 것에 대한 핑계나 변명이 나오기 쉽다. 그렇지만 "어떻게?"라는 질문을 하면 문제에 집중하기보다는 그 문제의 해법을 고민하게 된다. 예를 들어 보자.

"나는 근무 시간이 길어서 헬스장 갈 시간이 없어. 그래서 나는 살을 못 빼."

▶ 내가 헬스장에 갈 시간은 없지만 10분이라도 꾸준히 할 수는 있지 않을까? 계단을 올라가도 되고, 근육 운동을 해도 되겠다!

"나는 부모님 두 분 다 살이 쪘어. 이건 유전이야. 어쩔 수 없어."

▶ 분명히 유전적인 면도 있겠지만, 집에서 항상 간식을 같이 먹기는 해. 밥을 먹고 나서도 후식이 꼭 필요하고. 그거라도 조금씩 참아 볼까?

이 질문을 통해서 살이 찐 것은 남이나 세상 잘못이 아니라 바로 내 책임이라는 것을 인정하게 된다. 그렇다고 '역시 내가 못나고 게으르고 한심해서 살이 찐 거야…….'라고 생각하자는 건 절대 아니다. 살을 뺄 수 있는 힘도 내 안에 있다는 사실을 발견해 보자!

"어떻게 하면 살을 뺄 수 있을까?"

이런 의문이 들기 시작했다면 이제부터라도 곰곰이 자신을 돌아보자. 진짜 구체적인 것들을 떠올리자는 말이다.

"하루에 커피 다섯 잔은 기본이야."

"후식은 필수지."

"TV는 누워서 보라고 있는 거 아니었어?"

"으… 어떻게 해야 1미터라도 덜 걸을 수 있을까?"

살이 찌는 체질, 분명히 있다. 하지만 그렇게 생각해도 살 빼기에 하나 도움이 안 되니 이제 그런 생각은 저 멀리 던져 버리고 내가 할 수 있는 것에만 집중해 보자.

03

받을 수 있는 도움은
받자

스스로 무언가를 이뤄낸 사람들을 향해 우리는 찬사를 보낸다. 하지만 그와 똑같은 성취를 이룬 다른 사람이 선생님이나 다른 무언가의 도움을 받았다고 해서 그 사람이 혼자 힘으로 이뤄낸 사람보다 가치가 못하다고 할 수 있을까? 그렇지 않다. 나는 도움을 받을 수 있는 상황이라면 충분히 그것을 누려야 한다고 생각한다.

혼자서 운동하고 살을 빼는 것은 대단한 일이다. 하지만 의사를 만나는 것도 중요하다. 실제로 주변에서 약이나 수술 부작용을 걱정하면서도 그저 효과가 있다는 말만 듣고 성분 표시도 제대로 되지 않은 건강식품을 나눠 먹는 사람들을 많이 봤기 때문이다.

운동도 배워보자. 퍼스널 트레이닝은 재정적인 부담이 되지만, 그룹 트레이닝이나 1일 강좌들을 이용하면 좋다. 나도 여기저기 알아보면서 무료 혹은 저렴한 강좌를 통해 유명 다이어트 코치들의 수업을 즐겨 듣는다. 비우기 모임에서 이야기를 나누면서도 중간 중간에 운동을 하기도 하고. 요즘에는 이런 저런 체험을 진행하는 곳도 많으니 약간의 손품, 발품만 판다면 생각보다 돈 없이 잡을 수 있는 기회도 많다.

앗, 헬스장에 다닌다고? 헬스장에는 상주 트레이너가 있다. PT를 받지 않는다고 해도 머신 사용법 정도는 물어봐도 된다. 열심히 하는 사람한테는 더 알려주고 싶고, 도와주고 싶은 법. 용기를 내자. 그리고 간단한 음료수나 간식 정도 챙겨 드리는 것은 센스! (다만 헬스장에 등록했으니 당연한 권리라는 듯이 물어보지는 말 것. 자신의 권리를 과도하게 내세우는 사람을 보면 더 챙겨 주고 싶은 마음이 뚝 떨어지니까.)

받을 수 있는 도움은 받되 각 방법에 어떤 한계가 있는지는 확실히 파악하자. 앞에서도 말했듯이 시술이나 수술은 비만 치료가 아니라 몸매가 아름다워질 수 있도록 도와주는 역할에 불과하다는 것과 같은 맥락일 수 있겠다.

우리는 모델이 되려고 다이어트를 하는 게 아니다. 조금 더 건강한 삶을 조금 더 건강하게 살기 위해 다이어트를 하고 있다는 것을 잊지 말자.

04

아무리 그래도
살은 내가 빼는 것

그런데 아무리 도움을 받아도 결국 살 빼는 주체는 나다. 과외받고 학원에 다닌다고 해서 성적이 오르지 않듯이 결국에는 내가 노력해야 하는 것이다. 그래서 '책임 감량, 맡겨주십시오!' 하는 광고를 볼 때면 속이 다 아프다. 내가 예전에 그런 말에 넘어갔던 기억도 나고 얼마나 많은 사람들이 이런 글에 넘어갈지 걱정도 되고. 이제야 알게 된 사실이지만 어떤 방법을 택한다고 해도 체중을 유지하는 것은 내 노력 없이는 불가능하다. 지방 흡입을 하더라도 말이다! 초반에 조금 덜 힘들 수는 있어도 자기가 몸을 꾸준히 관리하는 것 말고는 방법이 없다.

간혹 '주사 맞고 약 먹어서 뺐으면서!'라는 식으로 살 뺀 사람들을 비하하기도 하지만, 나는 어떤 방법으로든 체중을 감량하고 유지하는 사람들은 다 대단하다고 생각한다. 왜냐고? 그렇게 유지하는 게 다 본인 몫이기 때문이다. 만일 자기가 관리하지 않는다면 다시 살쪘을 테고, 그럼 주기적으로 시술을 받아야 했을 것이다. 어떤 방법을 선택하더라도 살은 스스로 빼는 것이라는 사실은 꼭 기억해 두자.

뭐, 이렇게 말은 해도 다이어트 클리닉이든 무슨 제품이든 상담받으러 가면 '지금 당신은 엄청나게 뚱뚱하니까 이 방법을 택해야 한다. 이 방법 없이는 힘들지만, 이 방법만 잘 따르면 살이 술술술 빠진다!'라고 이야기한다. 초장부터 안 그래도 부족한 자신을 더욱 더 비참하게 만들어 준다. 과거에 100킬로그램 정도 나갔을 때는 내가 그렇게 체중이 나가니까 상담원이 그렇게 이야기한다고 생각했는데 60킬로그램대가 되어서도 내가 살을 빼지 않으면 이 세상이 무너질 것처럼 이야기하더라.

그렇게 느끼게 만드는 것도 짜증났지만, 이 방법 없이는 안 될 것이라고 믿게 만드는 것이 싫었다. 그렇게 되면 초반에 살을 빼더라도 혼자서는 역시 안 된다는 생각을 하게 만들고 결국에는 자신의 몸을 믿지 못하고, 모든 것을 남에게 의존하게 된다. 나 혼자서는 음식, 운동을 결정하지 못할 거라고 여기게 된다. 문제는 평생 그렇게 의존하면 안 된다는 것. 건강식품이나 약을 먹든 PT를 받든 상관없이, 온갖 문제가 생기고 비용도 어마어마하게 들 것이다.

그러니까 어떤 방법을 선택을 하든 '살은 내가 빼는 거야!'라고 생각하면서 진행하고, 일단 끝내고 나서 혼자 어떻게 유지할 것인지 고민하자. 혹시라도 살이 안 빠지는 상황이 되더라도 다른 사람에게 '왜 나는 살이 안 빠질까요?'라고 물어보지 말고 자신에게 물어보자. 내가 많이 먹지는 않았는지, 운동을 대충하지는 않았는지. 그리고 내가 고쳐 볼 수 있는 부분을 찾아서 조금씩 고쳐 나가는 거다.

이제야 알았지만 내가 먹을 양은 내 배가 알고 있었고, 내가 운동할 강도도 내 몸이 아주 잘 알고 있었다. 어렸을 때부터 그 신호를 무시하다 보니 다시 느끼는 데 오래 걸렸을 뿐이다.

식사 조절을 하면서, 또 PT를 받으면서 몸이 보내는 신호들을 알아차리는 법을 배우기 위해 노력해 보자. 특히 운동을 할 때 왜 이런 식으로 운동하는지, 어느 부위를 자극하려 하는 것인지 열심히 물어보면서 혼자 할 수 있는 방법을 익혀 보자.

만일 약물을 선택했다면, 약물을 통해서 조절된 식사량을 기억하기 위해 노력하자. 그리고 약물 덕분에 그 양만 먹을 수 있게 된 것이 아니라, 내가 그 양을 먹고도 버틸 수 있는 사람이라고 생각하자.

지방흡입이나 다른 시술을 했더라도 한 번 받은 것으로 끝내지 말고, 그런 시술을 받은 덕분에 운동하고 동기를 부여하기에 더 유리해졌다는 것을 기억하자. 그리고 몸매를 유지하기 위해 조금만 더 노력해 보자. 원래의 몸으로 하는 것보다 조금 쉬울 것이다.

05

금연, 금주보다
어려운 식사 조절

금연, 금주, 다이어트 중에 제일 힘들다고 하는 게 다이어트다. 술이나 담배는 아예 끊어 버리는 것이지만, 음식을 아예 안 먹고 살 수는 없으니까.

'그래도 완전히 끊는 게 아니라 먹을 수 있으니까 쉬운 거 아냐?'

이렇게 생각할 수도 있을 텐데, 술이나 담배로 바꿔서 생각해 보자. 나는 술을 꽤나 좋아했기 때문에 이 이야기를 듣고 팍 느낌이 왔다.

'술을 안 마시면 안 마셨지, 한 잔 마시면 끝을 본다!!'

분명히 한 잔만 마시려고 했는데 한 잔이 목 뒤로 넘어가는 순간 '내 몸에 필요한 게 이거였어!!'라는 느낌과 함께 정신은 저

멀리로 날아가 버렸다. 그런데 다이어트를 계속한다는 것은 딱 한 잔에서 멈출 수 있는 자제력을 꾸준히 발휘한다는 거나 마찬가지다.

담배를 예로 든다면, 가볍게 딱 한 모금만 목 뒤로 넘겨서 폐에 좀 기별이 갔을 때 멈출 수 있는 자제력이랄까. 멀쩡한, 아직 한참은 더 빨 수 있는 녀석을 깊게 빨아들이지 않고 재떨이에 버려야 한다. 그것도 계속. 어쩌면 영원히. 게다가 온갖 산해진미와 맛집 정보는 내 눈 밖에서 벗어날 가망이 없다. 그런 상황에서 우리는 어떻게 먹어야 할까?

어떤 음식이 좋고, 안 좋은지를 이야기하고 싶지는 않다. 내가 몰라서 그렇게 먹은 게 아니니까. 그 대신 아는 것을 어떻게 하면 실천으로 옮길 수 있었는지 이야기해 보겠다.

❶ 배고픔, 식욕을 두려워하지 말자

요즘 우리는 식욕을 너무 미워한다. 식욕을 느끼지 못하게 하려고 배가 고파지기 전에 미리 적당량을 먹기도 하고 '식욕억제'를 꿀꺽 하기도 한다. 나도 예전에는 식욕이라는 것은 증오의 대상으로 여기고 억눌러야 한다고 생각했다. 그렇지 않다는 것을 깨달은 지는 얼마 되지 않았다.

하루는 배고픔이 느껴질 것 같아서 초조했다. 뚱뚱한 주제에 먹을 것을 즐기면서 먹어놓고 식욕을 느끼다니……. 식욕을 억눌러야 할 것 같았다. 그런데 문득 그런 자신이 불쌍하다는 생각이 들었다.

'잠깐만. 인간의 3대 욕구인 식욕, 수면욕, 성욕 중 하나를 짓눌러 버려야 한다는 거야? 아니 왜?'

자, 다시 헤아려 보자. 수면욕을 충족시키지 못하게 하는 것은 엄청난 고문 중에 하나다. 화학적 거세나 성욕억제제 처방은 남들에게 엄청난 피해를 입힌 범죄자들 중에서도 고르고 골라서 실시한다. 그런데 나는, 우리는 왜 그렇게 식욕을 억제해야 하는 것일까? 살이 쪘다는 것이 그렇게 큰 죄인가?

다이어트를 하면서 알게 된 것이 있다. 배고픈 게 잘못된 것이 아니라는 거다. 배가 고플 때 원하는 만큼 먹으면 살이 찌지 않았다. 보통 배가 고프지 않을 때도 먹고, 또 배가 고픈 것이 해소되어도 그 이상을 더 먹어서 문제가 되는 것이다.

그렇게 하려면 우선 배가 고프다는 느낌을 알아야 한다. 정신적으로 허기진 것이 아니라 배에서 '꾸륵 꾸르륵' 하면서 위가 비어 있다는 신호를 보내는 느낌을 알아야 한다. 나는 다이어트를 하다 안 하다 반복하면서 그런 느낌을 잊어버리고 살았다. 밤에 목 뒤쪽까지 먹을 것을 쑤셔 넣고 나면 아침에 일어나도 배가 고프지 않았지만 아침이니까 또 먹었다. 다이어트 할 때는 몸에서 느껴지는 느낌들을 다 무시해 버렸다. 그렇게 나는 배고프다는 느낌을 잊고 살았다. 또 배고프다는 느낌을 믿지 못하게 되었다. 그래서 나는 누가 짜 준 다이어트 식단을 따라야 한다고 생각했다.

'그런데 언제까지 식단을 챙기면서 살 수 있을까? 이대로는 안 돼! 이제부턴 내 몸이 보내는 신호를 들어 보자.'

배가 고프다는 느낌이 들었을 때 무시하지도, 바로 음식을 넣어 주지도 않았다. 그 대신 위가 비어 있다는 신호, 그 신호를 그냥 느껴 봤다. 고통스럽겠다고 생각했는데 꽤나 기분이 좋았다. 침대에 누워서 잠들기를 기다리는 게 아니라 약간씩 졸음이 오면서 '아, 이제 자야지!' 하는 느낌. 그렇게 배고픔을 즐긴 후에 밥을 먹으니 더 맛있었다.

배고픔을 즐기는 가장 쉬운 단계는 '아침에 일어나서 배고픔 느껴 보기'다. 저녁, 밤, 새벽에 엄청 먹으면 아침에 일어나도 뭔가 더부룩하다. 그렇지만 적당히 먹으면 자면서 시간이 흘렀기 때문에 다른 끼니때보다 더 쉽게 배고픔을 느낄 수 있다. 머리에서 보내는 '먹어야 돼!!!'라는 신호랑 헷갈리지 말고, 배 안에서부터 올라오는 배고픔을 느껴 보자. 그리고 그 느낌을 싫어하고 두려워하기보다 '이런 신호가 왔을 때 먹어야 되는구나.'라고 생각하자.

그리고 내가 생각하는 배고픔을 즐기는 가장 어려운 단계는, 잘 때 배고파도 잘 수 있는 것이다. 이건 나도 여전히 노력하는 부분이다. 하루 종일 굶어서 뱃가죽이 등가죽에 붙은 상황이 아니라, 적당히 잘 먹었는데 배가 약간 허전한 느낌이 들 때가 있다. 자려고 누웠는데 뭔가 딱 한 입만 넣어 주면 좋겠다 싶을 때 그냥 그 허전함을 안고 잘 수 있게 되면 배고픔 즐기기는 마스터한 것이다!!

❷ 먹으면 안 되는 음식은 없다

다이어트를 하면서 먹으면 안 되는 음식. 다들 머릿속에 떠올리는 것들이 많으리라. 나는 그중에서 '초콜릿'이 가장 힘들었다.

다이어트를 할 때는 초콜릿을 먹으면 안 된다고 생각했다. 그런데 그 생각이 오히려 내 다이어트를 방해했다.

'먹으면 안 되는 음식을 먹었으니까 나는 망했어!'

초콜릿 자체만 보면, 칼로리면에서 먹어도 큰 문제가 안 된다. 그런데 먹으면 안 되는 음식을 먹어 버렸으니까 내 다이어트는 실패라고 생각해 버린 거다.

'으으, 또 먹었어! 자제력 따위는 찾아볼 수 없는 병신 같은 지지배.'

이러면서 마트에서 그동안 참았던 다른 음식들, 그러니까 피자, 빵, 과자, 아이스크림 등등을 쓸어 담으면서 다음 다이어트를 기약해 버렸다.

게다가 참다 참다 참다 참다 먹어 버리는 것!! 문제는 이 참다 참다가 그냥 참는 게 아니었다는 거다. 저녁을 챙겨먹은 다음에 문득 초콜릿이 먹고 싶어진다.

'하아, 이 시간에 초콜릿이 먹고 싶다니, 미친 거 아냐? 생각하지 마!!!'

유혹을 뿌리치기 위해 컴퓨터를 조금 한다. 잊으려고 할수록 머릿속에는 초콜릿이 둥둥둥. 뭐라도 좀 먹으면 나아질까 싶어서 냉장고랑 부엌을 뒤져 본다. 그나마 건강에 좋다는 견과류 좀 집어먹다가 과일도 오물거리고 뻥튀기도 야금야금…….

"아니, 이게 아니야."

이제 집에 있던 빵도 몇 입 먹어 보고, 과자도 우적우적 씹고……. 배는 점점 차는데 초콜릿이 머릿속에서 떠나질 않는다. 결국 가족들이 다 잠들어 있는 새벽에 몰래 집 앞 편의점으로 나가서 결국에는 초콜릿을 먹어 버렸다. 이미 이것저것 다 집어먹으면서 배가 찬 상태였는데도 자포자기 한 마음과 초콜릿에 대한 욕망을 억누른 마음을 달래기 위해서 그걸 꼭 먹어야 했다.

'아, 차라리 처음부터 초콜릿을 먹을걸.'

만일 초콜릿을 먹어도 된다고 생각했다면 어떻게 되었을까? 예전에는 먹어도 된다고 생각하면 자제를 못해서 하루에 초콜릿을 대여섯 개씩 먹을 거라고 생각했다. 그런데 언제든 먹어도 된다고 생각하니까 예전처럼 초콜릿이 미친 듯이 당기는 일이 없어졌다.

과거에는 초콜릿 바를 하나 사면, 크기가 어떻든 먹으면 안 되는 이 초콜릿 녀석을 빨리 먹어치우고 내일부터 제대로 다시 시작해야겠다는 생각 때문에 절대, 절대 하루 넘게 놔 둔 적이 없었다. 그런데 배가 고플 때 먹자고 생각했더니 초콜릿 바를 일주일 넘게 한입씩 나눠 먹을 수 있었다. 예전에 친구들이 천 원짜리 초콜릿을 나눠 먹는 모습을 보고 기겁했었는데 내가 그럴 수 있게 되었다. 초콜릿을 먹어도 된다고 생각하는 것으로 이렇게 큰 변화가 생기다니!

아무래도 안 된다고 하면 더 하고 싶어지는 마음 때문에 더 힘들었던 것 같다. 이런 현상에는 다양한 이름이 붙어 있다. '앞으로 1분 동안 북극곰에 대해서 생각하지 마!'라고 하면 계속 북극곰이 떠오르는 북극곰 현상. 아, 로미오와 줄리엣 현상이라고도 한다. 만약에 로미오와 줄리엣 부모님들이 '아유, 천생연분이네. 둘이 잘 사귀어 봐!'라고 했으면 그렇게 열렬하게 불타올랐을까?

음식도 마찬가지. 먹으면 안 된다는 음식을 정해 두고 '먹지 말아야지, 생각하지도 말아야지!'라고 해 봤자 계속 그 음식 생각만 하게 된다. 오히려 그 음식을 먹은 것으로 인해 다이어트를 집어치우게 될 때도 있다.

앞으로는 그러지 말고 먹고 싶은 음식은 먹자. 단, 앞에서 익혀 본 배고픔이 느껴질 때 먹자.

❸ 내가 지금 먹고 있는 음식에 집중하자

내가 SBS TV 현장 21 〈내 몸을 속이는 다이어트〉에 출연했을 때 했던 이야기다. 나는 뭔가를 먹을 때면, 지금 먹고 있는 음식보다도 그 다음에 먹을 것을 생각했다. 무슨 뜻이냐고? 친구와 술집에서 안주를 시켜 놓고 먹는다. 나는 분명히 한 손으로 치킨을 잡고 먹고 있는데 눈은 다음에 먹을 해물떡볶이를 본다. 한식을 먹을 때도 마찬가지. 산적을 입에 넣으면서도 이미 다음 타깃인 녹두전에 눈독을 들였다. 그렇게 나는 내가 먹고 있는 음식에 집중하지 못하고 있었다.

그런 나를 깨닫게 해 준 것은 여느 다이어트 책이 아니라 틱 낫한 스님이 쓴 《화》였다. 그 책에서는 내가 차를 마시고 있어도 다른 생각을 하고 있으면 진짜로 차를 마시는 게 아니라고 한다. 쿵!!! 정말 그랬다. 나는 치킨을 먹으면서도 해물떡볶이를 떠올렸고, 해물떡볶이를 먹으면서는 감자튀김 생각을 하면서 그 어느 것에도 집중하지 않았다. 물론 스님이 말하는 고차원적인 영역에는 도달하지 못했지만 나에게는 큰 깨달음이었다.

이제 나는 내가 먹는 음식에 집중하기 위해 '입에 음식을 넣을 때 눈으로 확인' 한다. 눈으로 보고 나니까 씹으면서도 자연스럽게 '음… 치킨. 치킨 맛있네.' 하고 생각하게 되었다. 허겁지겁 입으로 넣는 것이 아니라 진짜로 그 음식을 '먹을' 수 있었다. 여전히 나는 먹는 속도가 빠르지만, 내가 먹고 있다는 사실을 되새기니 더 맛있었고, 예전보다 더 빨리 만족을 느낄 수 있었다.

그리고 먹는 행위보다 음식의 맛에 집중하는 것도 굉장히 좋은 방법이다. 특히 폭식할 때면 진짜 맛은 거의 모르겠고, 입 안에 음식이 들어가는 느낌에 집중하게 된다. 그럴 때면 맛을 느끼기 위해 노력해 보자. 사람들은 먹기 위해 사는 게 아니라 살기 위해 먹어야 한다고 이야기하지만 나는 맛있는 음식을 먹는 것도 세상을 살면서 얻을 수 있는 큰 행복 중에 하나라고 생각한다. 그런데 음식의 맛도 못 느끼고 먹으면 얼마나 슬프고 바보 같은 일인가. 내가 맛을 제대로 음미하면서 먹어 보니 먹었다는 느낌이 제대로 들어서 같은 음식, 같은 양을 먹어도 만족감의 차원이 달랐다.

❹ 피할 수 있는 유혹들은 피하자

일화 하나. 한창 벨리댄스를 배울 때, 학원 가는 길에 정말 맛있는 닭 강정 집이 있었다. 학원을 갈 때는 보통 시간에 맞추느라 정신없이 갔다. 그러다 수업 듣고 집에 갈 때, 몸도 열심히 움직였겠다, 솔솔 풍기는 냄새가 나를 그냥 잡아채 버렸다. 그렇게 운동으로 소모한 칼로리보다 더 많이 먹고 돌아오는 일이 잦았다. 그러다가 단순한 사실을 깨달았다. 학원에서 버스정류장까지 가는 방법이 하나가 아니라는 것! 물론 먹고 싶어서 다른 길로 갈 수 있다는 것을 일부러 모른 척했을 수도 있다. 하지만 그것을 깨닫고 닭 강정 집이 보이기도 전에 이미 길을 건너 버리니까 '맛있겠다'는 생각은 하면서도 그냥 집에 갈 수 있었다.

일화 둘. 나는 원래 현금 쓰기를 좋아했다. 지갑도 없이 주머니에 돈을 대충 넣고 다니면서 길가에서 이것저것 사 먹었다. 그런데 곰곰이 생각해 보니 현금을 들고 다니는 것이 나를 군것질에 더 쉽게 노출시키고 있었다.

'특히 잔돈이나 천 원짜리들이 문제야. 얼마나 갖고 다니기 쉬워?'

그래서 그 이후로는 천 원 단위 이하로는 무조건 저금통에 넣어 버리고 되도록 현금을 안 들고 다녔다. 그랬더니 길에 호떡이 맛있어 보여도, 계란빵이 먹고 싶어도 카드를 긁을 수 없는 노릇이라 그냥 지나칠 수 있었다. 물론 아주 아주 아주 먹고 싶다면 집에 들어가서 잔돈을 가지고 나와서 먹었다. 그렇지만 예전에는 그냥 길 지나가면서 음식에 홀려 버리는 쉬운 여자였으나 이제 그 정도에서는 벗어났다는 데에 의의를 두고 싶다.

일화 셋. 만약 집에 간식이 많다면 당연히 유혹에 넘어가기 쉽다. 돈도 안 쓰고, 밖에 안 나가도 방문만 열면 먹을 게 있는데! 조금만 흔들려도 훅훅 넘어가겠지. 그렇다면 집에서 간식을 없애거나, 정 어렵다면 건강한 간식으로 바꿔 보자. 먹고 싶은 게 있으면 그때그때 가서 사 먹어야 하면 귀찮아서라도 간식 양이 줄더라. 아, 그렇다고 집에 있는 간식을 줄이려고 "오늘 한꺼번에 다 먹어치우고 내일부터 시작해야지!" 하지는 말기!! 농담이 아니라 내가 그런 적이…… 꽤 많아서 하는 말이다. 집에 간식이 많이 있어서 아깝다면 학교나 직장에 가서 풀어 보자. 아니면 친구들한테 나눠 줘도 되고. 뭐든 같이 나눠 먹는 게 제일 맛있는 법인이까.

각자에게 맞는 맞춤 해법을 찾는 것이 제일 중요하다. 닭 강정이 아니라 빵집의 시험에 드는 사람도 있고, 간식보다는 밥이 문제인 사람도 있다. 자신이 어떤 유혹에 취약한지 열심히 생각해서 그 유혹을 도도하게 내치지 못하겠다면 삼십육계 도망이라도 가자!!

"아니! 난 닭 강정의 냄새를 맡으면서도 안 사 먹겠어!!"

아, 내 경험상 이런 정면 승부는 절대로 의미 없다.

06

이렇게 먹는 것은
멈추자

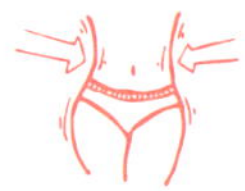 **❶ 다이어트 시작한다고 끝났다고 먹는 것**

내가 옛날에 폭식을 제외하고 제일 많이, 양껏 먹은 것은 대부분 다이어트 전후였다.

"하하, 내일부터 다이어트 시작할 거니까, 내일부터 많이 참아야 하니까, 오늘은 먹고 싶은 것들 다 먹고 시작하자!"

……그 다이어트가 실패하면 실패했다고 먹고, 성공하면 성공해서 다이어트 끝났다고 먹었다. 바보 같지만 정말 매번 그랬다. 어차피 이제는 많이 참는 다이어트 할 것도 아니니까 시작한다고 마음잡고 먹지는 말자.

❷ 남 탓하면서 먹는 것

'나는 다이어트 중인데 왜 뭘 시켜 먹는 거야?'

'아니 왜 먹을 걸 선물하지?'

'엄마가 저녁 때 수육만 안 했어도……!'

'룸메이트가 빵만 안 사 왔어도 나는 완벽하게 다이어트를 할 수 있었을 텐데!'

'진짜 사람들이 도와주지를 않아!!'

이런 생각을 얼마나 자주 했던가. 지금 떠올리면 부끄럽지만, 그때는 사람들이 내 손에 수갑을 채우고 입에 쑤셔 넣은 것도 아닌데 열심히 남 탓하면서 먹었다. 심지어 '너 다이어트 하는 중 아냐?'라는 말을 들으면서도 먹었다.

결국에 그 음식을 입에 넣는 것은 나라는 것을 깨달아야 한다. 여건이 된다면 유혹에서 도망치자. 도망갈 수 없다면 최소한 정신줄을 놓지는 말고 맛있게, 또 적당히 먹어 보자.

❸ 맛의 균형(?)을 맞추는 것

"오늘 따라 감자 칩이 맛있어 보이네? 감자 칩만 먹으면 좀 짜니까 바닐라 아이스크림도 하나. 맞아, 아이스크림은 달달하니까 볶음면도 한입하면 좋겠네. 매운 혀를 시원하게 쓸어내릴 탄산음료도 하나쯤은 있어야겠고."

"아, 오늘은 떡볶이가 먹고 싶은데. 떡볶이만 먹으면 매우니까 순대도 사고 튀김도 좀 넣어주고. 다 먹고 나면 국물이 당길 테니까 어묵도 같이 사야겠다. 유후!"

탄수화물, 단백질, 지방…… 영양의 균형이 아닌 짠맛, 단맛, 느끼한 맛, 매운 맛 등의 균형을 따지다 보면 자기도 모르는 사이에 저절로 과식하게 된다. 그런데 요즘에도 살짝 정신을 놓으면 이런 맛의 균형을 나도 모르게 따진다. 친구들이랑 같이 파스타를 먹을 때 크림소스와 토마토소스를 나눠서 시키는 것 정도는 그나마 괜찮은데 혼자서 맛의 균형을 따질 때가 문제다. 분명히 뭐 하나를 먹고 싶어서 갔는데 맛의 균형을 맞춘답시고 이것저것 더 집어 든다. 나눠서 먹는다면 그나마 좋겠지만, 난 정말이지 먹는 유혹에 약하다. 인정할 부분은 인정해야지. 일주일치 간식을 사 놓고 일주일 동안 먹은 경우보다 하룻밤 사이에 다 먹어치운 경우가 훨씬 많았다.

그래서 이제는 마트를 가든 분식집을 가든, 맛의 균형 따위에 집착하지 않고 내가 먹고 싶었던 거 하나만 사서 나온다. 내가 집에 가서 다 먹고도 배고프고 다른 것이 먹고 싶으면 차라리 다시 사러 나오겠다는 마음으로 '하나 사기'를 시작해 봤는데, 그 이후로 사러 나온 적은 딱 한 번뿐이었다. 그 이외에는 먹고 나니 만족스럽고 귀찮기도 해서 하나로 끝낼 수가 있었다. 미리 뭐가 먹고 싶어질 거라고 생각해서 균형을 맞추려고 하지 말고 먹고 싶은 것만 먹자.

❹ 나는 먹을 자격이 있어

첫 번째 버전. 일이 너무 힘든 날, 혹은 인간관계 때문에 힘든 날. 힘든 것도 그렇지만 그럼에도 불구하고 열심히 버텨 낸 내가 너무 대견하다. 칭찬해 주고 싶다. 이 정도로 열심히 살았는데 맛있는 걸 먹을 자격이 있다고!

두 번째 버전. 운동을 열심히 한 날. 오늘 따라 기운도 넘치고 운동할 때 느낌이 딱딱 오니 땀도 쫙 빠졌다. 물을 벌컥벌컥 마시기는 했는데 뭔가 아쉬운 느낌. 뭐 좀 먹어 줄까? 이렇게 열심히 운동했는데 먹을 자격이 있지.

쓰면서 괜히 부끄럽다. 그런데 진짜 이런 이유로 먹는 사람들이 꽤 많다. 음식으로 자신에게 상을 주는 사람, 또는 음식을 먹을 때 그것을 정신적인 휴식이라고 느끼는 사람 말이다. 사실, 먹을 자격은 언제든지 있는 것이다. 뚱뚱하네 힘드네 이런 걸 다 떠나서 인간이라면, 이 세상의 생명체라면 영양분을 섭취할 자격은 있다. 그러니까 '자격'을 생각하는 것이 아니라 다시 처음에 내가 이야기했던 '배고픔'을 생각해 봐야 된다! 그런데 배고픔을 느낄 줄 모른다면 이 '자격'이라는 느낌에 휘둘릴 수밖에 없다.

아, 그리고 운동만으로 살 빼기 어려운 이유가 바로 이것이다. 운동으로 소모되는 칼로리가 생각보다 높지 않아서 그런 것도 있고, 운동하고 나면 칼로리를 소모했다는 생각에 조금 더 먹게 되어서 그렇기도 하단다.

죽지만 않으면 먹을 자격은 있다. 그 전에 먼저 몸에게 배고픈지 물어보자.

❺ 으아, 배부르다!!

배고픔보다도 식사 중간에 배부름을 느끼기란 정말 쉽지 않다. 그래, 끝나고도 아니고 중간에 말이다! 그냥 배부른 느낌을 알아차리는 것도 어려운데, 먹을 것이 입에 들어가면서 몸과 마음과 머리를 즐겁게 해주는 상황에서 배부름을 느끼는 건 도인 수준의 능력자나 가능한 일이라고 생각한다. 그러니까 이제 내 배가 찢어지고 터질 것 같은 느낌에 더 이상 집착하지 말자! 이제 맛에서 행복을 찾는 쪽으로 바꿔 보자!

과거에는 음식이 없어서 배부르게 먹는 것이 중요했을지 몰라도 지금 이 세상에는 음식이 넘쳐난다. 그냥 넘쳐나는 게 아니라 맛있는 음식이 철철 넘친다. 제길!

그러니까 굳이 이번 식사에서 배부르게 먹을 생각 말고 적당히 먹어 보자. 소화가 되고 또 배가 꾸르륵 대기 시작하면 그때 또 먹고 싶은 음식을 찾아서 먹자.

❻ 컨디션이 안 좋으니 보양해야지

요즘 세상에 제대로 못 먹어서 컨디션이 안 좋은 경우는 흔하지 않다. 물론 극심한 다이어트처럼 예외가 있을 수는 있지만 대부분은 다른 이유일 가능성이 높다. 그런데 우리는 보통 컨디션이 안 좋으면 제일 먼저 먹을 것을 찾는다. 간단하고 쉽고 맛있으니까!

"미드를 보느라 한 시간밖에 못 자고 출근했어. 피곤해. 몸이 안 좋아. 하아, 뭔가 먹어야겠어."

"여름이라 땀을 너무 많이 흘린 것 같아. 몸도 무겁고 머리도 멍해. 더위 먹었나 봐. 보신 좀 해야겠다."

"어제 운동을 너무 열심히 했더니 근육통이 심하네. 온몸은 뻐근하고. 이럴 땐 좀 먹어 줘야지."

아, 잠이 부족하면 자면 되고, 근육통이 있으면 쉬면 되고, 더위 먹은 것 같으면 시원하게 씻고 수분 보충하면 되는데……. 나는 컨디션이 조금만 안 좋아질 낌새가 보이면 냉큼 보양해야겠다고 생각했다. 심지어 밥 한 숟가락씩 덜면서 먹다가 컨디션이 좀 안 좋아지자 밥을 덜어 먹은 게 원인이라고 생각해서 다시 열심히 먹기도 했다. 따지고 보니 생리 전이라서 그랬던 건데.

나만 그럴 수도 있지만, 혹시 나와 비슷하게 컨디션 떨어질 때마다 영양 보충을 충실히 하는 성격이라면 자제하자. 정말로 덜 먹어서 컨디션이 안 좋은 경우는 요즘 세상에 드물다.

❼ 남에게 복수하는 마음으로 먹기

'아니, 복수라니 대체 무슨 소리야?' 싶을 수도 있다. 그런데 난 이렇게 먹은 적도 꽤 있었다. 특히 가족들이 내가 먹는 것에 대해서 뭐라고 할 때.

'내가 먹고 싶은 거 먹겠다는데 왜 건드려!! 뚱뚱하면 마음대로 먹지도 못 하냐!! 먹는 거 뭐라고 하면 내가 더 막 나가는 거 몰라?! 다시는, 다시는 내가 먹는 것을 못 건드리게 만들어 주겠어!'

이런 말도 안 되는 마음으로 꾸역꾸역 더 먹기도 했다. 부모님 보는 앞에서도 그렇고 숨어서도 그렇고. 그들에게 복수한다고, 본때를 보여 준다고 생각했는데 결국 가장 큰 피해를 보는 것은 나 자신이었는데도 그걸 몰랐다.

❽ 공짜라서 혹은 돈 아까워서 먹기

이건 일할 때 특히 많이 저지른 짓이다. 일할 때 누가 뭘 가져다주면 공짜니까 먹었다. 성의도 성의지만 난 공짜를 좋아해서 더 열심히 먹었다. 커피도, 과자도, 사탕도, 빵도. 심지어 공짜면 밥도 더 열심히 먹었다. 알뜰한 거라고 생각했는데 그렇게 먹고 나중에 운동한다고 살 뺀다고 돈 쓰는 게 더 낭비였다.

그리고 이와 비슷하게 돈 아까워서 못 남기는 것도 있다. 특히 어머님들. 돈의 귀함을 잘 알고 계시는 만큼 남기는 것이 아까워서 마지막까지 드시곤 한다. 그런데 그것 때문에 체지방이 쌓이고 병이 생기면 치료비는 또 얼마나 아깝겠는가! 먹고 싶은 거 먹으면서 병 생겨도 슬플 판에 남들 남기는 거 주섬주섬 먹다가 병 생기면 그 답답함이 오죽할까. 멀리 보면 남기는 게 절약하는 거다.

그것 말고도 사 주니까 더 먹는 것, 뷔페니까 본전 뽑겠답시고 잔뜩 먹는 것, 다 마찬가지다. 진심으로 먹고 싶지 않은 것으로 배 채우느라 살찐다면 그것이야말로 얼마나 아까운 짓인지! 차라리 정말, 정말 먹고 싶어 죽을 것 같은 녀석을 딱 먹어 주자.

❾ 건강에 좋은 건 많이 먹어도 괜찮겠지?

건강에 좋은 음식이라고 칼로리가 없는 것은 아니다. 그리고 아무리 좋은 것이라도 왕창 먹다 보면 독이 될 수 있는 법. 건강 검진하면서 상담하다 보면 견과류나 과일은 살 안 찐다고 생각하는 분들이 은근히 많았다. 심지어 이런 경우도 있었다.

"네에? 과일 먹어도 살이 쪄요? 저녁 때 수박 반 통씩 막 먹는데!"

"전 끼니때마다 건강을 위해서 검은 콩을 한 줌씩 먹는데 그건 괜찮죠?"

아뇨, 별로 안 괜찮습니다. 내가 칼로리를 말씀드리면 다들 깜짝깜짝 놀라신다. 그 모습을 보면서 그것만 줄이셔도 살이 빠지겠다는 말도 빠뜨리지 않는다.

채소는 칼로리가 그리 높지 않은데, 다른 음식들은 의외로 칼로리가 높은 게 많다. 나는 칼로리를 따지면서 먹지는 않지만 그래도 어느 정도는 알아 둘 필요가 있다. 특히 안심하고 양껏 먹는 음식이 있다면 그 칼로리는 꼭 확인해 두길.

그 외에도 음료 정도는 괜찮겠지 하고 먹는 것, 딱히 할 일도 없고 심심해서 먹는 것 등등이 문제가 된다.

'먹고 싶긴 한데 이걸 먹어도 되나?' 하고 열심히 칼로리를 신경 쓰면서도 자기도 모르는 사이에 살금살금 칼로리를 섭취하는 경우가 꽤 많다. 차라리 먹고 싶은 것을 먹고, 알게 모르게 먹는 것은 멈춥시다!!

07

폭식 사이클에서
벗어나자

평소에 먹는 것을 조절하기도 힘들지만 가끔 '폭신'이 내릴 때는 더 힘들다. 의학적으로 과식과 폭식의 차이가 뭘까? 그건 바로 'uncontrolled'다. 조절할 수 없는, 정신을 놓게 만드는 게 폭식이다. 먹고 싶지도 않은데 무지막지하게, 몸을 해치면서까지 먹게 되는 폭식. 나는 이 폭식을 멈추기가 제일 힘들었다. 하루하루 매 끼니마다 먹는 것을 조절하게 되었는데도 쿵!! 하고 그분이 오시면 위가 찢어질 것 같은 느낌이 들 때까지, 아니면 목구멍에 음식이 꾸역꾸역 쌓인 느낌이 들 때까지 먹어야 했으니까.

그렇게 먹고 난 뒤에는 '자기 조절도 못하는 쓰레기 같은 인간'이라는 느낌이 들어 버렸다. 술을 안 마시면 거의 토하지를 못해서 화장실 변기를 붙잡고 꺽꺽 시늉이라도 해 보고, 미친 듯이 운동하고, 잘 하던 것들을 다 포기해 버리기도 하고…… 그러고 나면 그런 나 자신이 밉고 한심해서 또 폭식을 하게 되었다. 폭식, 우울, 폭식, 우울, 폭식, 우울. 폭식의 사이클을 끊을 수가 없었다.

이 폭식이라는 녀석을 대체 어떻게 해야 할지 몰라 반쯤 포기하고 있었던 나에게 큰 도움을 준 책이 있다. 《이모셔널 다이어트》. (개정판 제목 《가짜 식욕이 다이어트를 망친다》) 다양한 내용이 들어 있었지만 그중에서도 폭식해도 괜찮다고 생각하라는 이야기는 나를 깜짝 놀라게 만들었다.

폭식은 결국 마음에 상처를 입었다는 표현이란다. 먹고 싶어서, 배고파서 폭식하는 게 아니라 내 마음이 아플 때, 힘들 때 폭식을 하는 거였다. 아……. 너무나도 당연한 사실이었는데 그것을 깨닫지 못했다니! 마음에 상처를 입어서 피가 콸콸콸 쏟아져 나오는 상황이었는데 나는 약을 바르기는커녕 소금 뿌리고, 모래도 뿌리고 침도 좀 뱉어 줬었다. 멍청하게 말이지.

솔직히 말해서 이 책을 처음 읽었을 때는 그다지 감흥이 없었다. 책 리뷰를 남길 때 별 다섯 개 만점에 세 개를 줄 정도였다.

'폭식하고 나서 괜찮다고 생각하라니, 뭘 어쩌라는 거지?'

그러다가 어느 날 또 폭식을 해 버렸다. 잔뜩 먹고 완전히 지쳐서 나가떨어진 후 문득 그 책의 내용이 떠올랐다. 너무 힘들어서 어떻게 할 수가 없었기에 진짜 지푸라기 잡는 심정이었다.

"폭식, 그래…… 좀 하면 어때. 후우, 괜찮아."

혼자서 날 다독여 줬다. 좋아하는 노래를 틀어 놓고 흥얼흥얼 따라 불렀다. 조금씩 기분이 나아졌다. 보통 폭식하고 나면 스스로가 '이 세상에 존재할 가치가 없는 인간'으로 느껴졌는데……. 그런 꾸물꾸물한 기분들을 털어 내고, 폭식-우울-폭식이라는 무한 반복 루프도 끊었다.

그렇지만 중간에 폭식을 멈추는 방법은 여전히 모르겠다. 이건 'uncontrolled'니까. 대신 폭식하고 나서 자신을 더 끌어내리지 않고, 다시 폭식하지 않을 수 있게 하기 위한 나의 방법을 공개하겠다.

❶ 폭식하고 나서 자신을 미워하지 말기

폭식은 마음에 상처가 났다는 신호다. 지금까지는 폭식을 한 자신을 벌하려고 했겠지만, 이제는 반대로 좋아하는 노래를 듣거나, 따뜻한 물로 목욕을 하거나, 가벼운 산책을 하거나, 영화를 보는 등의 자신이 좋아하는 일을 하며 상처 입은 자신을 달래 주자.

❷ 마음이 진정되면 폭식하게 된 원인을 찾아보자.

'마음이 진정되면'이라는 게 포인트. 꼬마 아이가 엉엉 울고 있을 때 "왜 울어!!" 하고 외쳐 봤자 소용없듯이 일단 상처입고 울고 있는 자신을 꼬옥 안고 토닥여 준 후에 곰곰이 생각해 보자. 비슷한 상황이 되었을 때 똑같이 무너지지 않을 수 있게 미리 고민해 보자. 기분이 안 좋은 이유를 아는 것도 도움이 된다.

❸ 폭식 후에 배고파지면 먹자

폭식했다고 며칠 굶으려 하지 말고, 기계적으로 끼니때에 먹으려고도 하지 말고 배가 고파지면 맛있게 먹자! 이것도 자기 돌봐 주기의 연장선상!

❹ 그 이후 폭신이 오더라도 조금만 버텨 보자

폭신의 강림은 생각보다 오래가지 않는다. 정말 미친 듯이 입에 음식을 쑤셔 넣고 싶은 욕구는 길어야 30분 정도 간다. 그 30분을 버티고 나면 무지막지하게 흔들리던 마음도 차분하게 가라앉는다. 폭식의 욕구가 치밀어 오를 때를 대비해서 정신을 딴 데로 돌릴 수 있는 일들을 만들어 두자. 예를 들면 이런 게 있다. 목욕, 산책, 독서, 방 정리, 전화 걸기, 화장하기, 꾸미기, 셀프 마사지하기, 스트레칭 하기 등등. 할 건 참 많다!

08

식단, 운동 그리고
칭찬 일기 쓰기

우리나라 사람들은 칭찬에 정말 박하다. 자신에 대한 칭찬에는 더더욱. 그렇지만 칭찬은 앞으로 나아갈 힘을 준다. 사실 칭찬 일기는 다이어트를 위해 시작한 것은 아니었는데 다이어트에도 큰 도움을 받아서 같이 적어 본다.

자기 계발서들을 읽으면서 '칭찬 일기'라는 것을 알게 되었다. 한 권도 아니고 무려 다섯 권에서 똑같은 이야기를 하지 뭔가! 게다가 전혀 다른 분야의 책들에서 칭찬 일기나 성공 일기를 쓰는 것이 성공적인 삶을 살기 위한 하나의 비법이라고 일러 주었다. 원래의 시니컬한 나라면 '자기 계발서도 그게 그거네!'라고 생각했을 텐데 그 즈음부터 긍정적인 마음을 먹으려고 하던 때인지라 '얼마나 좋은 방법이면 이렇게 다양한 분야의 사람들이 이렇게 추천할까?' 하는 생각이 들어서 실천으로 옮겼다.

'아침에 일어나자마자 스트레칭을 했다.'

'닭 강정의 유혹을 뿌리쳤다.'

'여섯 개의 빵 중에 두 개를 남겼다.'

소소하지만 기분 좋은 승리들. 처음에는 다이어리에 썼었는데 친구들이 보고 엄청 웃었다. 나도 쓰면서 약간 웃겼지만 쓰다 보니 점점 스스로에 대한 자신이 생겼다.

또 스스로를 칭찬해 줄 행동을 더 많이 하게 되었다. 하루는 정말 칭찬할 게 없었다. 밥도 충분 그 이상으로 먹었고, 운동도 안 했다.

'아…… 오늘 하루도 망했구나!'

이런 생각에 우울해질 뻔했는데 퍼뜩 칭찬 일기가 떠올랐다.

"기왕 이렇게 된 거, 칭찬 일기에 쓸거리 하나라도 만들고 자야겠다!"

그 마음으로 방을 정리하고 스트레칭도 살짝 하고 칭찬을 적었다. 아침에 일어났더니 기분이 정말 좋았다. 평소였다면 전날의 실패가 떠올라서 우울했을 텐데, 칭찬 일기 덕분에 나한테 제일 힘든 방 정리도 하고 스트레칭도 챙겨서 정말 만족스럽게 일어날 수 있었다. 이렇게 칭찬 일기에서 하루하루 다이어트를 이어 갈 수 있는 힘을 받았다.

다이어트 하면서 식단 일기를 쓰는 것은 정말 흔하다. 운동 일기 쓰는 사람도 있다. 거기에 칭찬 일기도 보태서 쓰면 좋겠다. 꼭 그렇게 대단한 일이 아니어도 좋다. 남들이 생각하기에 칭찬일지 아닐지 신경 쓰지 말고 내가 생각하기에 잘한 일 하나씩만 적어 보자.

칭찬 일기의 또 다른 장점은 내가 잘 못한 것보다 잘한 것에 집중하게 해 준다는 것이다. 사람은 보통 잘한 일보다 제대로 못한 일을 더 잘 기억한다. 자려고 누워 있다가 불현듯 10년 전에 저지른 실수가 떠올라 이불 킥을 하기도 하고. 다이어트 하면서 10킬로그램을 빼고, 20킬로그램을 빼면서도 잘 못한 것들만 기억하는 경우가 은근히 많다. 나는 이래서 안 되고, 저래서 못 하고. 그렇게 생각하다 보면 어느 순간 우르르 무너지고 만다. 게다가 체중이 정말 많이 나가면 10킬로그램을 빼도 사람들이 잘 몰라준다. 그럴 때 정말 우울하지만 스스로라도 '잘 하고 있어!'라고 토닥이면서 앞으로 나아가자는 것!

2015년 1월 27일

식사일기

아침 : 포만감 70%

점심 : 포만감 80% + 간식

저녁 : 포만감 110%

수분섭취 : 물 8잔 + 녹차 2잔 + 커피 1잔

메뉴를 일일이 뭐 먹었는지 짐작하기보다는 포만감을 느끼는 연습을 하자. 한 끼 포만감 80%에서 멈추는 것을 목표로 잡자!

....

운동일기

유산소 운동 : 15분 러닝(7km/h)

무산소 운동 : 스쿼트 10kg 20개×3, 20kg 20개×3

　　　　　　　 와이드 10kg 15×3, 런지 15×3 양쪽

유연성 운동 : 생략

생활 운동 : 걸어서 출퇴근 (15분 소요)

내가 어떤 운동을 꾸준히 진행하고 있는지 확인할 수 있게 구체적으로 적자. 또한 모든 운동을 매일 해야한다는 부담은 버리자. 몸의 회복이 잘 되어야 근육의 성장도 일어날 수 있다. (가끔은 유연성 운동만 하는 날로!)

....

칭찬일기

방 청소를 했다. 정말 오랜만에 바닥을 봤다.

어떤 칭찬이라도 좋다. 꼭 다이어트에 관해서가 아니더라도 칭찬을 하나씩 적어보자. 자신을 사랑하기 위한 소소하지만 중요한 노력이다!

09

정체기를 넘기는
비법

다이어트 하면서 요요만큼이나 무서운 것이 바로 정체기다. 열심히 해도 체중이 변하지 않는 이 시기. 의욕이 뚝 떨어지고 포기하고만 싶다.

일단 같은 양을 먹고, 같은 운동을 꾸준히 한다면 정체기가 올 수밖에 없다. 몸의 적응 현상도 그렇거니와 체중이 줄어들면서 기초대사량이 떨어지고, 운동의 효율성이 높아지면서 체중 변화가 없어지는 것. 몸무게 10킬로그램이 줄었으면 내가 예전과 똑같이 걷더라도 그만큼 무게를 덜 지고 운동하는 셈이 되기 때문이다. 같은 운동을 하고 있다고 생각하지만 사실은 운동량을 줄인 것이나 마찬가지다. 그러므로 정체기가 오면 운동 강도를 슬슬 높여 줘야 한다. 근육 운동할 때 무게를 늘린다거나, 걷는 속도를 빠르게 한다거나 하면서 말이다. 걷는 시간을 늘리는 것은 별 효과가 없다. 오히려 피로도만 늘어나고 근육 손실까지 발생할 수 있으니 속도를 높이거나 경사도를 높여 보자.

간혹 운동은 많이 하는데 살이 안 빠지는 경우가 있다. 온 힘을 다해서 에어로빅를 두세 탕씩 뛰는데 살은 그대로인 분들. 몸이 같은 운동 패턴에 완전히 적응을 해서 그런 경우가 꽤 많다. 에어로빅에 투자하는 시간을 나눠서 웨이트트레이닝 등과 병행하면 체중이 감량되기 시작하더란 말씀.

결국 정체기는 이제 뭔가를 바꿔야 할 때라는 신호로 받아들이자. 이때 제일 저지르기 쉬운 실수가 식사량 조절이다. 식사량을 줄이다 보면 기운이 떨어져서 운동량을 늘리기가 힘들고, 괜히 식사량을 더 줄여야 하는 상황이 온다. 식사량을 줄이면서 뺄 수 있는 체중에는 한계가 있다는 것을 꼭 기억하자.

그리고 위의 방법들을 동원한다고 해도 체중이 줄수록 줄어드는 속도가 떨어진다. 그럴 때는 체중에 대한 생각에서 조금 벗어나 몸에 변화가 생기는 것을 느껴 보자. 꾸준히 운동하면서 체력이 좋아지는 것, 들어 올리는 기구 무게와 달리는 거리가 늘어나는 것, 혈압이나 콜레스테롤 수치가 떨어지는 것 등등.

물론 여러 가지 변화들 중에서 제일 의욕이 나게 할 만한 것은 역시 사이즈의 변화다! 줄자와 거울을 이용하자. 팔뚝에서 제일 굵은 부분, 배가 제일 나온 부분, 허벅지가 제일 큰 부분. 이런 부분을 재면서 꾸준한 변화를 느껴 보자.

10

요요 현상을
피하려면?

내가 비만과 비만 치료를 공부하려고 학회에 다니면서 제일 놀랐던 사실이 있다.

"자, 여러분. 비만이었던 환자가 어떤 방식으로든 체중을 감량하고 나서, 5년 동안 그 감량된 체중을 유지하는 비율이 얼마나 될까요? 20퍼센트, 30퍼센트? 안타깝게도 5퍼센트 이하입니다!"

'아니, 뭐라고?!?!'

내가 잘못 들은 줄 알고 다른 결과들을 찾아보았지만 어째 내가 들은 것보다 유지한 비율이 더 낮았다.

'뭐야……, 내가 노력해 봤자 아무 소용이 없는 건가?'

이러면서 잠시 우울의 바다에 빠졌다. 그러다가 우울해할

게 아니라 줄어든 체중을 계속 유지하는 사람들은 대체 뭐가 달랐는지 배워야겠다 싶었다. 연예인처럼 잠깐 빼고 활동했다가 다시 쪄도 되는 게 아니니까 말이다. 그럼 요요 현상을 피하는 방법은 무엇일까?

다음은 〈대한비만학회 비만 치료지침〉에 소개된, 감량된 체중을 잘 유지한 사람들의 특징이다.

❶ 목표에 도달한 사람

'당연한 거 아냐?'라고 생각할지도 모르겠다. 그렇지만 반대로 생각하면, 결국 달성할 수 있는 '현실적인 숫자'를 목표로 삼는 게 그만큼 중요하다는 뜻이다. 설령 내가 '45킬로그램'이라는 말도 안 되는 몸무게를 바라더라도 우선 '한 달에 1~2킬로그램 감량'을 목표로 삼아 보자. 꾸준히 빼는 게 좋으니 말이다.

❷ 오랫동안 체중을 감량해 온 사람

리얼리티 프로그램을 많이 봐서인지, 아니면 후딱 해치우고 싶어 하는 급한 성격 때문인지 몰라도 살은 얼른 빼는 게 좋다고 생각했다. 하지만 장기간 유지하는 사람들은 살을 빨리 뺀 사람들이 아니라 꾸준히 뺀 사람들이라는 점을 기억하자.

❸ 운동을 꾸준히, 꼭 하는 사람

체중을 감량하는 데에는 식이 요법이 조금 더 중요할 수 있지만, 줄어든 몸무게를 장기간 유지하고 또 나이가 드는 것에 대비해서 꾸준히 운동할 필요가 있다. 아무리 건강한 방법으로 운동하고 체중을 감량했더라도 운동을 그만두면 살은 다시 찔 것이다.

❹ 너무 엄격하지 않고 융통성 있는 사람

완벽주의는 정말 무섭다. 이 녀석은 다이어트를 실패로 몰고 가기도 하고, 체중이 다시 오르게 만들기도 한다. 완벽한 식단을 짜서 그대로 따르면 체계적이고 쉽게 다이어트 할 수 있을 것만 같다. 그렇지만 우리 삶은 계획대로 되지 않는다. 느닷없이 회식이 생길 수도 있고, 성대한 만찬이 따르는 필수적인 모임이 생길 수도 있다.

그런데 완벽주의자들은 '어긋난 한 번'을 곧장 '다이어트 실패'라고 규정한다. 100점이 아니면 0점이라고 생각한다면 정말 사소한 실수로도 포기해 버릴 가능성이 높다.

나도 초콜릿 하나를 먹고 다이어트 망했다고 생각한 적이 있다.

"젠장, 망했어! 에잇, 기왕 망한 거, 치킨이나 시켜 먹어 버릴까 보다!"

……이러면 안 되지만 난 그랬다. 운동을 계획한 날에 못 가면 '역시 나는 안 돼.'라면서 그 이후로 아예 운동을 안 가기도 했다. 방 정리를 잘 못하는 것도 '제대로 할 거 아니면 안 해!!'라는 바보 같은 고집 때문이었다. 여전히 그 똥고집이 슬슬 올라오지만, 계속 진정시켜주고 있다. 80점이나 90점에도 충분히 의미

가 있고, 심지어 50점도 0점보다는 낫다고. 그렇게 생각하다 보니 다이어트뿐만 아니라 삶의 여러 부분이 편해지고 있다. 다이어트 할 거면 완벽주의는 접어 두자.

❺ 체중이 올랐을 때 잘 대처하는 사람

평생 다이어트 하더라도 평생 체중이 안 오를까? 그건 마치 한 번도 안 넘어지고 걷기 시작하려는 것이나 마찬가지다. 오르지 않을 것이라고 생각하기보다는 오르더라도 다시 줄일 수 있다고 믿어 보자. 물론 할 수 있다고 생각한대서 꼭 가능한 건 아니지만, 못한다고 생각하면 절대 못 한다. 위기의 순간이 왔다고? 그럼 자식이든 친구든 연인이든, 내 소중한 사람이 그런 상황에 처했을 때 자신이 어떻게 이야기해 줄지 상상해 보자.

"너 원래 그런 애잖아. 의지도 약하고 게으르고. 못할 거야. 암암."

누가 이렇게 이야기하겠는가? 그런데 왜 스스로에게는 계속 그런 식으로 말했는지 모르겠다. 용기를 주면서 할 수 있다고 생각하자.

여기까지는 책에 나온 이야기이고, 내가 하나 덧붙이고 싶은 것이 있다.

❻ 지금까지 뺀 무게에 너무 매달리지 말자!

내가 30킬로그램 넘게 감량하고 나서 요요 현상이 오기 시작했을 때, 나는 이미 뺀 체중을 계속 떠올렸다. 어느 날, 체중계에 올라갔더니 5킬로그램이 늘어 있었다.

'에이, 난 30킬로그램이나 줄였는데.'

그러다가 10킬로그램이 늘었다.

'아냐, 난 30킬로그램이나 뺐다니까?'

여전히 나는 내가 이룩한 성과에 매달렸다. 물론 한 번 크게 빼 봤으니 다시 할 수 있을 것이다. 그렇다고 해서 자신을 놓아 버리는 핑계로 쓰지는 말자는 뜻이다. 그리고 나는 대감량에 성공하고 나서 이젠 대충해도 더 빠질 거라고도 생각했다.

그런데 이건, 수능 잘 봤으니까 그 다음부터는 노력이며 고생 안 해도 평생 대접받을 거라고 착각하는 것이나 마찬가지였다. 어쩜 이렇게 바보 같이 생각하고 있었는지. 똑같이 1킬로그램을 빼더라도 체중이 많이 나갈 때보다 오히려 지금 더 노력해야 하는데도 반대로 생각하고 있었다.

살이 찌고 빠지는 문제에서는 '지금까지 어떻게 해 왔느냐?' 하는 것보다 '지금 어떻게 하고 있느냐?'가 중요하다. 과거에 집착하다 보면 현재를 놓칠 수 있다. 과거의 성취에 뿌듯해하면 좋지만, 아무리 잘했더라도 '지금' 꾸준한 노력을 기울여야 한다는 사실을 잊지 말자.

11

양치질하듯
다이어트 하자

몇 킬로그램만 빼고 다이어트와 바이바이 하면 되는 사람들과 달리, 십 킬로그램 단위로 빼고 또 유지해야 하는 사람들에게 몇 주짜리 단기 다이어트는 절대 통하지 않는다.

같은 초등학생이라도 덧셈도 잘 못하는 아이와 미적분까지 하는 아이를 함께 가르칠 수는 없듯이 체중에 따라 다른 다이어트 방법을 적용해야 한다. 고도 비만인들이 연예인용 다이어트를 따라 하다가 망하는 경우가 많다. 그것은 마치 뒤에서 등수는 세는 것이 빠른 학생이 공부해 보겠답시고 냉큼 전교 1등이랑 같이 과외를 받는 꼴이다. 공부하는 방법을 배울 수도 있지 않겠느냐고? 음, 현실적으로 봐서 '역시 나는 안 돼……. 하나도 모르겠어.' 하고 며칠 만에 나가떨어질 가능성이 더 높다.

살 빼는 것도 그렇다. 괜히 안 맞는 방법 따라 하다가 예전 몸무게로 돌아오고 거기서 끝이면 그나마 다행이다. 그런데 보통은 뺀 체중보다 더 불어난다. 사실, 원래 체중까지 늘어나도 건강이 안 좋아지니 거기서 더 찐다면……. 그러니까 제발 더 이상 그런 이야기에 현혹되지 말자. 덧셈을 못하면 덧셈부터 배워 나가야 한다. 독한 마음으로 잠깐 버티려고 하지 말고 성실하게, 천천히 가자.

살쪘다고 다이어트를 포기하지 말고, 살 빠졌다고 들떠서 많이 먹지도 말자. 운동을 하루 못 갔다고? 일주일이나 한 달 동안 못할 수도 있는 게 현실이다. 살다 보면 초콜릿도 먹을 수 있고, 과식할 수도 있고, 폭식할 수도 있고, 심지어 체중이 오를 수도 있다. 그것을 '실패'라고 여기고 포기해 버리면 정말로 실패한다.

새해에 굳건히 결심한 바를 이루려면 평균 일곱 번은 시도해야 한단다. 그러니 설령 다이어트 하다가 중간에 주저앉더라도 아주 잠깐 넘어진 것뿐이다. 얼른 다시 일어나면 된다!

결국 다이어트의 정답은 다들 알고 있는 식이요법, 운동, 평생 그 습관을 유지하는 것뿐이다.

'펴, 평생……? 으아, 숨 막혀!'

혹시 이렇게 생각하진 않는가? 그럴 때면 양치질을 떠올려 보자. 평생 양치질을 해야 하지만 숨이 컥 막히고 답답하지는 않다. 한 번 양치질 못했다고 자학하거나 다시는 양치질 안 하겠다면서 치약과 칫솔을 던져 버리지도 않는다. 그냥 바로 양치질을 하거나 다음 끼니를 먹고 하면 된다.

다이어트도 그렇게 양치질처럼 해 보자. 귀찮은 건 사실이지만 편안한 마음으로. 조금 많이 먹거나 운동 못 했다고 자신을 마구 몰아붙이지 말고!! 그냥 아차 했을 때 바로 고치면 된다.

물론 이렇게 하려면 꽤 많은 노력을 들여야 한다. 주변에서 한 소리씩 던질 테니까.

"그렇게 해서 언제 다 뺄래?"

"너, 다이어트 하고 있다면서 그거 먹어도 돼?"

"엥? 다이어트 한다더니 별로 안 빠졌네."

그런 사람들까지 우리가 컨트롤할 수는 없다. 그 사람들이 변하길 바라는 것은 앞서 말했듯이 '전 세계에 카펫을 깔려고 하는 것'이나 마찬가지다. 그러지 말고 발에 푹신한 슬리퍼를 신자. 지금 시도하려는 방법이 결국 자신에게 좋은 것이라는 사실을 믿어 보자. 누군가를 납득시키려고 하지 말고, 그냥 묵묵히 따르자.

마음에 슬리퍼를 신는 게 정 어렵다고? 팁이 있다. 주변의 조언들을 '뚱뚱했다가 날씬해진 사람들이 하는 조언'이라고 상상해 보자. 나도 건강 검진하면서 체중이 많이 나가는 사람들에게 상담을 해 주는데 대부분은 '또 잔소리야?'라는 반응을 보인다. 그러다가 내가 예전에 100킬로그램 정도 나갔다는 사실을 밝히면 그제야 내 이야기를 듣기 시작한다. 나 역시 체중이 많이 나갈 때 누가 조언해 주면 '뚱뚱해져 본 적도 없으면서!!' 하는 마음이 들고, 짜증이 났다. 그런데 지금 와서 생각해 보면 틀린 말은 별로 없었다. 단지 내 마음이 받아들이기 힘들었을 뿐.

내가 지금 이 책을 통해서 하는 말도 전혀 특별하지 않다. 하지만 내 이야기가 유독 마음에 와 닿는다면, 그건 내가 어떻게 살을 뺐고 어떤 마음으로 그 과정을 겪었는지 당신이 알고 있기 때문이라고 생각한다. 이걸 읽으면서 내 과거를 이해하고 공감하는 사이에 마음이 열렸달까? 그러니까 앞으로 누가 당신에게 건강에 관한 조언을 한다면 그 사람이 한때 뚱뚱했던 사람이라고 생각하면서 듣고 적당히 넘겨 보자.

자, 그럼 영국의 전설적인 수상이었던 윈스턴 처칠의 명언으로 이번 장을 갈무리하련다.

"Success is not final, failure is not fatal: it is the courage to continue that counts."
성공은 최종적인 것이 아니고, 실패는 치명적인 것이 아니다. 중요한 것은 지속하고자 하는 용기다.

다이어트도 마찬가지다. 성공했다고 해서 끝내면 안 되고, 실패한 듯해도 멈추지 않으면 된다. 쉽지 않지만, 그래도 함께라면 덜 힘들지 않을까?

난 평생 건강하고 행복하게 다이어트 할 생각이니, 우리 함께합시다!

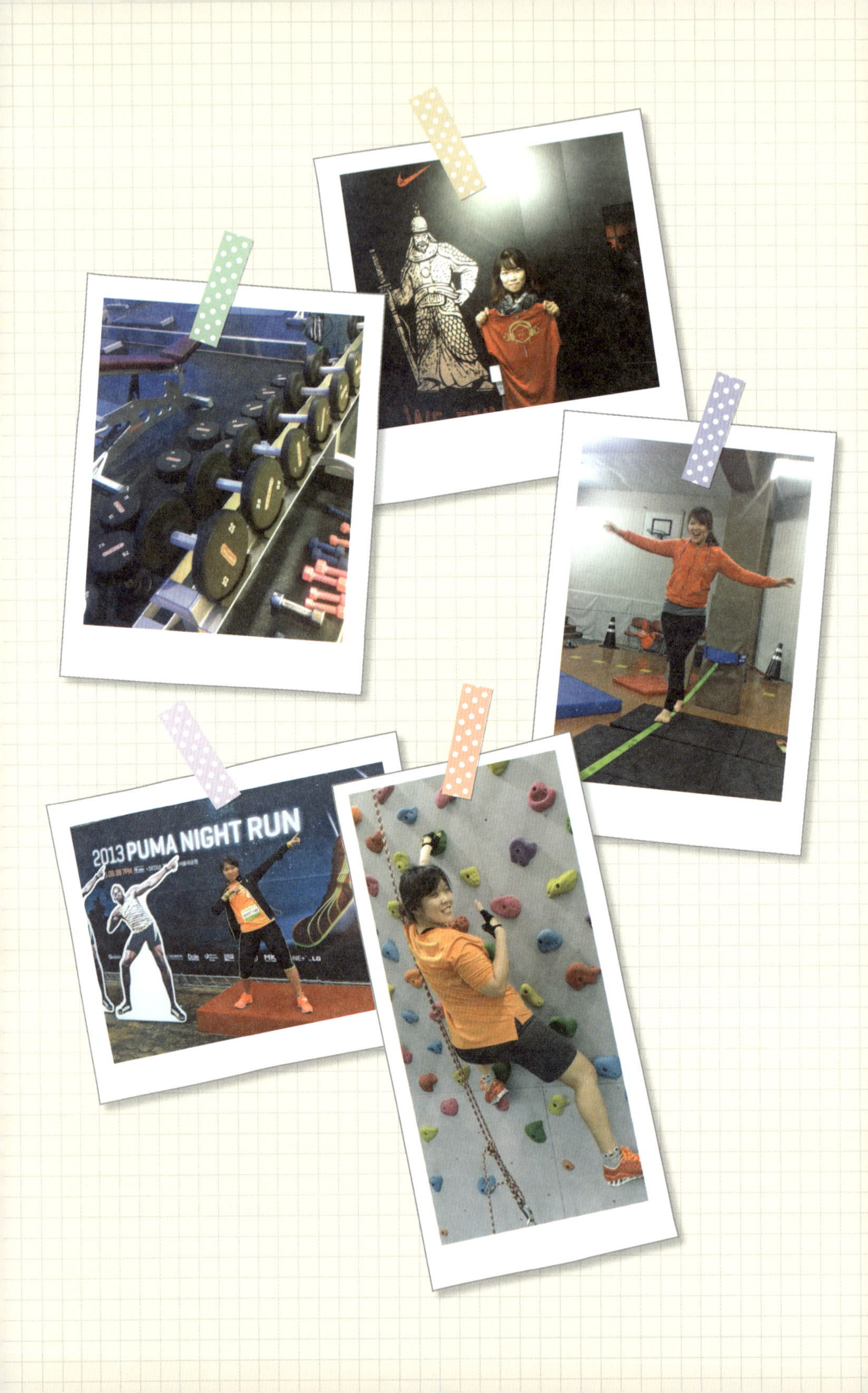

살이 술술 빠지는 효과 만점 운동법

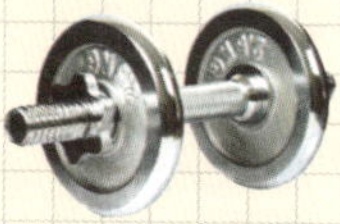

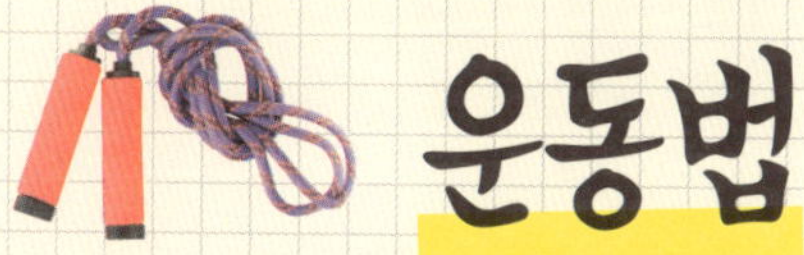

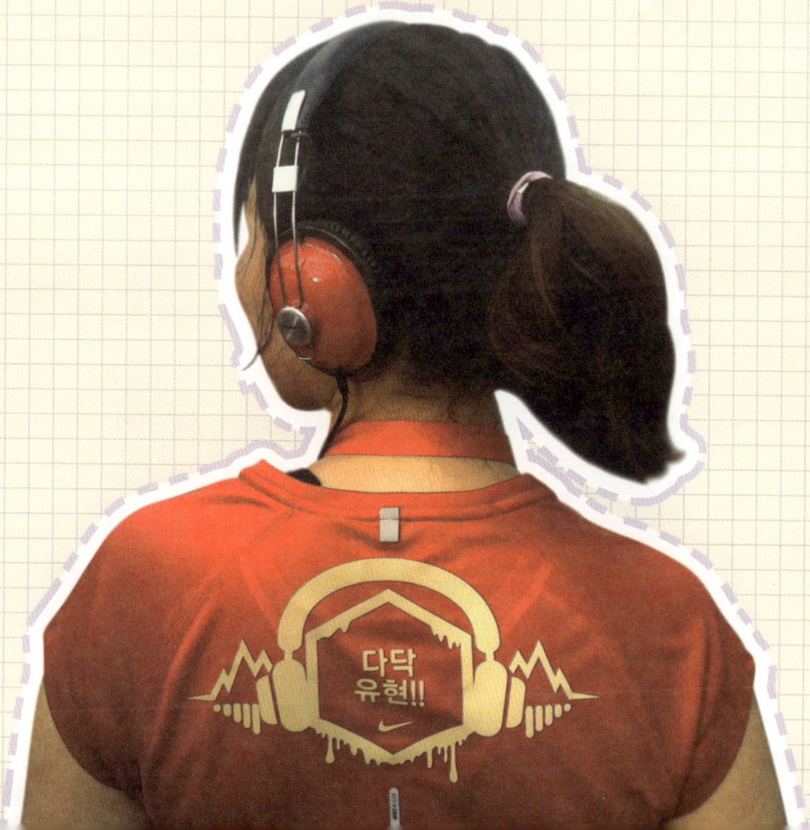

01

이제
운동을 해 보자

이제 다들 훤히 꿰고 있듯이 살 빼는 데는 식이요법 + 운동이 답이다. 한쪽만 선택해서 체중 조절을 시도해 볼 수도 있겠지만 성공 확률이 높지 않다. 그리고 감량한 체중을 유지하려면 결국 둘 다 해야 한다. 살이 쪘다면, 처음에 식사량을 조절하지 않고 간식(음료, 야식, 그냥 한 입씩 먹는 것)만 줄이고 운동을 시작해도 반응이 오기도 한다. 나도 식사량을 타이트하게 조절하기보다는 꾸준히 운동하면서 체중을 조절하고 유지하고 있기 때문에, 이번 장에서 운동에 대해 자세히 이야기하려고 한다.

식이요법과 마찬가지로 운동 정보라면 이미 철철 넘친다. 그것보다는 운동을 안 하게 또는 못 하게 되는 이런저런 핑계를 덜 방법을 이야기하련다. 대단한 방법들은 아니지만, 그래서 써 먹기가 더 좋다.

"살 빼는 방법이요? 운동하고 식사 조절하는 게 정답이죠."

가끔 이렇게 쉽게 이야기하는 사람들이 있는데, 솔직히 울컥한다.

"그렇게 따지면 고등학교 때 열심히 수업 듣고 성실하게 공부하기만 하면 다들 대학 잘 가겠네요? 그게 정답이니까! 부자가 되고 싶으세요? 자기 능력 키워서 돈 잘 벌고, 번 돈은 낭비하지 않고 잘 투자하는 게 정답이라니 그렇게만 하면 다들 부자 되겠네요, 그쵸?!"

후우, 스읍. 진정해야지. 내 안의 뚱뚱이가 가끔 이렇게 화를 낸다. 어쨌든, 우리가 정답을 몰라서가 아니라 정답까지 가는 길이 쉽지 않아서 올바르게 행동하지 못하는 경우가 더 많지 않은가? 다이어트도 마찬가지. 다만 여러분에게 그 길을 조금 더 쉽게 안내해 주길 바라는 마음으로 내 운동법을 정리해 보겠다.

02

바른 자세도
운동이다

누가 아랫배를 조이고, 등 양쪽의 날개 뼈를 잡아 주고, 머리를 위로 쭉 당겨 준다는 느낌으로 자세를 고정해 보자. 이때 주의사항! 어깨를 확 뒤로 젖히는 느낌으로 허리를 펴면 굉장히 부자연스러워지고 걷기도 불편하다. 그게 아니라 등을 양쪽에서 살짝 잡아 주는 것이다. 그리고 다른 부위들은 가볍게 힘을 풀어 주자. 처음에는 굉장히 어색하지만 하다 보면 익숙해진다.

날씬한 사람들 중에는 자세가 참 좋은 사람이 많다. 몸에 딱 맞는 옷을 입어서, 아니면 몸매에 자신이 있어서 그럴 것이다. 반면 몸매에 자신이 없는 사람들은 배를 숨기려고 하거나 최대한 적은 공간을 차지하려고 움츠린다. 나도 그랬고.

여기서 슬픈 사실 하나! 자세를 바르게 하는 것만으로도 칼로리 소비가 늘어난다. 내가 구부정한 자세를 취하면서 척추에 체중을 걸어 놓았다면, 자세가 바른 사람들은 자기 근육을 이용해서 체중을 잡아 주는 셈이다. 등, 허리, 배 근육에 힘을 준 상태로 유지하다 보니 에너지를 많이 쓸 수밖에 없다. 결국 날씬한 사람들은 바른 자세로 있기만 해도 더 날씬해지고, 구부정한 자세로 있는 통통한 사람들은 더 살이 찌고 만다. 이건 서 있을 때뿐만 아니라 걷거나 운동을 할 때도 그렇다.

바른 자세로 생기는 이점은 여기에서 끝나지 않는다. 몸매도 더 좋아 보인다. 앗, 다들 알고 있었다고? 흠, 좋다. 그럼 실제로 수치까지 바뀐다는 사실을 아는가? 몇 번 강의하면서 비교해 보니 자세를 좋게 바꾸기만 해도 허리가 1인치 이상 가늘어지고, 가슴은 1인치 정도 커졌다. 직접 재 보면 자세를 바꿔야겠다는 욕심이 더 커질 것이다. 그리고 바른 자세가 척추에 중요하다는 사실은 많이들 알고 있을 듯. 디스크 같은 척추 질환 때문에 목, 허리에 통증이 왔을 때 제일 먼저 이야기하는 것이 이놈의 '바른 자세'다. 한번 익혀 두면 일석삼조의 효과를 얻을 수 있다.

"바른 자세가 좋다는 건 알겠는데 그래도 어려워요."

맞는 말이다. 바른 자세라는 건 결국 근육에 힘을 준 상태이니 유지하고 습관화하는 게 어렵다. 그렇지만 앞에서도 꾸준히 말했듯이 욕심내지 말고 조금씩 시작하는 게 중요하다. 처음에는 얼마 동안만 바른 자세를 유지하겠다는 마음으로 시작하자.

처음부터 바른 자세를 생활화하겠다고 결심하면 구부정한 자세로 있을 때마다 자책하고 몰아붙인다. 그것보다는 바른 자세를 취할 시간을 구체적으로 정해 두는 게 효과적이다. 예를 들면 교차로 신호등이 바뀔 때까지, 버스가 올 때까지, 지하철 두 정거장 지나는 사이 등등. 내가 지금까지 매일 흘려보냈던 순간 속에 바른 자세를 쏙 넣는 것이다. 그러면 바른 자세 취하기도 처음만큼 힘들지는 않다. 이제 잠깐 꼿꼿하게 있는 데 익숙해졌다고? 그럼 시간을 조금씩 늘려 가면 된다.

아차차, 그리고 '바른 자세로 앉기'도 연습하자! 살이 찌면 허벅지에도 통통하게 살이 올라서 다리를 붙이고 앉는 게 더 힘들어진다. 하지만 힘든 만큼 더 운동이 된다고 생각하고 오줌을 참듯이 허벅지 안쪽에 힘을 꾸욱 주고 버텨 보자. 게다가 무릎을 붙이고 앉아 있으면 운동도 되지만 보기에도 훨씬 좋다.

솔직히 아직까지도 바른 자세가 막 편하지는 않다. 신경 쓰지 않으면 어느새 허리를 굽히고 뱃살 보호 자세를 취하고 있으니까. 그래도 꾸준히 연습한 덕분에 글 쓰면서 30분 이상 바른 자세를 유지할 수 있게 되었다!

03

운동 공포증
극복하기

예전에는 '운동은 정말 못 하겠다!'고 생각했다. 가끔 다이어트를 결심하고 미친 듯이 하루에 두세 시간씩 운동할 때만 빼면 한 발자국이라도 덜 걸을 수 있는 방법을 찾아 머리를 싸매고, 가능하면 엉덩이를 떼지 않도록 꼼지락거렸다.

'나도 제대로 운동해야 되는데…….'

이런 생각이 들겠지만, 나처럼 운동을 멀리하던 사람이라면 일단 몸을 움직이는 것에 대한 거부감부터 줄여야 한다. 운동해야겠다는 강박관념에 너무 시달리면, 의욕이 끓어오르다 못해 결국에는 의지만으로도 하얗게 불타오르는 불상사가 생기기도 한다. 억지로 처음부터 무리해서 과하게 운동하면 운동에 질리는 최악의 결과를 낳을 수도 있다. 식사 조절과 마찬가지로 운동도 평생 해야 하는 것이니 싫어지지 않도록 주의하자. 운동 공포 증을 극복하기 위한 소소한 방법 몇 가지를 소개하면 이렇다.

❶ 제일 먼저 '운동은 대단한 것'이라는 생각을 버리자!

멋진 몸매를 유지하는 사람들은 운동이 생활에 아주 자연스럽게 녹아 있다. 내가 PT를 받을 때 한 세트를 끝내면 트레이너가 내 덤벨을 받아서는 바닥에 내려놓지 않고 팔이나 어깨 운동을 했다.

"아니 선생님! 이런 짬에도 운동을 하세요?"

"어, 그러게요? 지금까지는 전혀 몰랐는데 그러네요!"

또 하루는 스포츠 트레이너 강연에 갔는데, 그분은 세수할 때 하프 스쾃 자세를 취하거나, 한 쪽 다리로 선 채 머리를 말리며 생활 속 운동을 실천하고 있었다.

이게 다 전문적으로 운동하는 사람들의 이야기라고 생각한다면 오산! 내 친구들 중에도 있다. 나만큼 잘 먹는데도 날씬한 애들이 있었는데, 처음에는 체질이라고 생각했다. 그런데 계속 같이 지내면서 보니까 이 친구들은 몸을 한시도 가만히 두질 않았다. 일부러 운동하는 경우도 있었지만 같이 TV를 보다가도 어느새 스트레칭을 하고, 같이 누워서 수다 떨다가도 어느새 사이클을 하고 있었다! 한 발자국이라도 덜 움직이려는 나와는 달리 그냥 빨빨빨빨 잘 돌아다니는 친구들을 보며 습관 하나하나를 배우려고 노력하고 있다.

❷ 출퇴근 시 운동화를 신자

운동화가 무리라면 최소한 걷기 편한 신발을 신자. 아무래도 제일 다가가기 쉬운 생활 속 운동은 '걷기'다. 에스컬레이터 대신 계단 쓰기, 한 정거장 걸어서 가기 등은 신발이 불편하면 안 하게 된다. 나도 아무리 계단이 높아도 에스컬레이터를 거의 안 타려고 마음먹었고 그렇게 잘 했는데도 구두를 신는 순간 도저히 안 되겠다 싶었다.

혹시 지금…… '우리 회사는 구두를 신어야 돼서 안 되겠어!'라고 생각한다면 잠깐! 할 수 있습니다!! 회사에 구두를 두고 출퇴근할 때만 운동화를 신으면 된다.

다이어트를 고려하고 있다면 잠시 맵시는 놔두고 조금 더 움직이기 좋은 운동화를 택해 보자. 구두만 신다가 좋은 운동화를 신으면 정말 발이 편해서 더 걷고 싶어질지도!

❸ 발품 팔아야 되는 일을 나서서 하기

일하다 보면 자잘하고 귀찮은 상황이 꽤 많이 생긴다. 옆 부서에 갔다 와야 하거나, 창고에서 뭔가를 가져와야 하는 상황. 그럴 때 다들 웬만하면 안 가고 싶어 한다. 귀찮으니까.

그렇지만 다이어트 하기로 마음먹었다면 그런 일부터 나서서 해 보자. 우리는 조금이라도 더 움직여야 하니까. 그리고 일하면서 부동자세로 있기 쉬운데 중간에 왔다 갔다 하면서 몸을 좀 움직여 주면 몸에도 좋고, 기분도 산뜻해진다. 걸으면서 어깨나 목처럼 피로가 많이 쌓이는 부분을 풀어 준다면 금상첨화!

이 방법으로 얻을 수 있는 또 다른 혜택(?)이 있다. 함께 일하는 사람들에게 좋은 인상을 남긴다는 것! 아무리 능력이 중요하다지만 사회생활에서는 능력만큼, 아니 그 이상으로 이미지가 중요하다. 귀찮은 일을 마다하지 않는 당신은 곧 같이 일하고 싶은 사람이 된다. 건강도 챙기고 좋은 이미지까지 얻을 수 있으니 이제 자리에서 일어나자. 냉큼!

❹ '30분은 해야 운동이지!' 라는 생각은 집어치우자

헬스장에 붙어 있는 안내 문구에 뼛속까지 세뇌당해서 그런지 나도 꽤 오랫동안 30분 넘게 운동해야 효과가 있다고 생각했다. 말이 안 되지. 몸을 움직이는데 에너지가 안 쓰일 리가 없잖아. 물론 30분 이상 하면 좋겠지만 그렇다고 10분 운동하는 것이 효과가 없다는 말은 절대 아니다. 하루에 30분 운동할 때와 10분씩 3번 운동할 때 소비된 칼로리 양을 비교해 보니 큰 차이가 없었다는 연구 결과도 있다. 그리고 아무리 30분 운동이 3번씩 10분 하는 운동보다 효과적이라고 해도, 그걸 10분 여유 시간에 운동하지 않을 핑계로 써 먹지는 말자. 점심시간에 10분이 남으면 산책을 하고, 집중해서 TV 보느라 운동하기 힘들다면 중간 광고 때 움직여 줘도 좋다.

나도 10분을 굉장히 무시했는데 나이키 러닝 앱을 쓰면서 생각이 달라졌다. 자투리 점심시간 10분 동안 빠르게 걸으면 얼마나 걸을 수 있을까? 놀라지 말라! 1킬로미터도 가능하다. 물론 소비되는 칼로리가 그리 많지는 않지만 '10분 걷기'와 '1킬로미터 걷기'는 느낌부터가 완전히 다르다. 이런 식으로 10분 운동할 때는 나처럼 앱을 사용해서 목표를 정하고 걷는 것도 괜찮다. 나만 그런지 몰라도 1킬로미터 혹은 1.5킬로미터, 이런 식으로 딱 맞추고 싶은 욕심이 들어서 마지막에는 조금 더 걷게 된다. 시간이 부족할 때는 뛰어서라도 그 숫자를 맞추려고 했다. 그리고 이렇게 자기가 운동한 거리를 측정해 두면 운동 강도를 조절하는 데도 도움이 된다. 만약 매일 10분 동안 1킬로미터를 걸었다면 속도를 높여서 거리를 조금씩 늘려 보자. 아니면 운동한 시간만 확인하면서 '이번에는 저 나무까지 갔다 왔으니까 다음 달부터는 그 다음 벤치까지 갔다 와야지!' 하는 식으로 해도 재미있다.

운동이라는 생각이 안 들 만큼 쉽고 재미있으면서, 어떻게 해서든 안 움직이려는 핑계를 덜어 낼 수 있는 방법들이다. 이미 오랫동안 움직이는 것을 멀리했으니 생활 속 운동을 습관화 하기란 쉽지 않다. 그럴 때 필요한 것은 《의욕의 스위치》에서 소개한 '적당히 의욕적인 평상심'. 의욕을 불살라 버리지 말고 젖 먹던 힘까지 탈탈 쓰지 말자. 오늘 열 시간 운동하는 것보다 하루에 30분이라도 꾸준히 운동하는 것이 훨씬 중요하니까!

04

운동하는 것을
부끄러워하지 말자

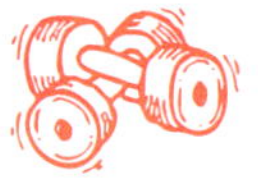 '운동하는 것을 부끄러워한다고?'

이렇게 생각하는 사람도 있겠지만, 살이 많이 찐 상태로 헬스장에 가는 것은 꽤나 부담스러웠다. 왜냐하면 헬스장에는 몸 좋은 사람들이 그득그득 하니까. 다들 날 보는 듯한 느낌이 들었고, 간혹 헬스장의 여자용 운동복이 맞지 않아서 남자용 운동복을 입으면 실제로 모두의 눈길을 받기도 했다. 운동하는 사람들이 다 몸짱은 아니었지만 최소한 나보다는 좋았으니 말이다. 걷기만 해도 숨 차는 것도 괜히 신경 쓰였고 왠지 '저렇게 몸 좋은 사람들도 열심히 하는데 너는 그 몸으로 그렇게 대충하니?'라는 소리가 귀에 들리는 것 같았다.

그렇지만 건강을 찾기 위해 노력하는 나 자신을 뿌듯하게 느끼려고 노력했다. 헬스장에 가면 괜히 위축됐지만, 그래도 온 게 기특하다며 스스로를 칭찬했다.

혹시라도 옛날의 나처럼 헬스장에서 운동하는 게 불편하고 부끄러워 어쩔 줄 모르는 분이 있다면, 그게 아니라고, 정말 잘하고 있다고 이야기해 주고 싶다. 또 그렇게 운동을 시작했으니 건강을 되찾을 거라 믿으면서 마음을 놓았으면 한다. 만약 지금의 내가 헬스장에 있다면, 과거의 나를 진심으로 응원할 것이다. 물론 티는 못 내지만 '열심히 하고 있구나!' 하면서 도와주고 싶어 하고 힘내라는 말을 건네고 싶어 할 것 같다. 실제로 운동을 열심히 하는 사람을 보면 마음 속으로 응원을 보낸다. 자, 대부분의 사람들이 그럴 것이라고 생각해 보자.

이래도 저래도 헬스장에 가는 것이 부담스럽다면? 그럼 차라리 집에서, 바깥에서 운동하면 된다. 헬스장에 가야, 운동 기구를 사야 운동할 수 있는 건 아니다. 오히려 그렇게 돈을 들이기 전에 먼저 움직여 보라고 권하고 싶다. 운동하겠다고 결심한 사람들은 제일 먼저 헬스장에 등록하거나 운동 기구를 사는데, 사실 그 반대가 되어야 한다. 꾸준히 걷고 뛰는 사람이어야 비가 오든 날씨가 춥든 운동하려고 헬스장에 간다. 정 날씨가 안 좋으면 집에 러닝머신을 들여놓고 뛰기라도 할 것이다. 그렇지만 조깅은커녕 산책도 안 하던 사람이 헬스장을 끊는다고 꾸준히 다니지는 않는다.

나도 살 빼고 나서 집에서 혼자 운동하다가 잠깐 헬스장을 다니기도 했다. 그러다 보니 어느새 다시 '운동은 마음먹고 할 때 제대로 하는 거야.'라고 생각하게 됐다. 원래 집에서 스트레칭이라도 꼭 하고 잠깐 시간 날 때마다 운동했는데 헬스장에 등록했더니 갈 시간이 없거나, 헬스장이 쉬기라도 하면 운동을 안 해 버렸다.

'헬스장 갈 수 있는 날 가서 제대로 하지 뭐.'

가장 이상적인 방법으로 운동하겠다는 생각이 도움은커녕 방해가 된 셈이다.

그러니까…… 내가 하고 싶은 말은 헬스장에 못 가도 운동할 수 있다는 거다. 그냥 지금 바로, 이 책을 읽으면서, 움직여 보자. 혹시 헬스장에 가더라도 부끄러워하지 말자. 열심히 하는 당신을 응원하는 사람들이 더 많다고 생각하자. 뭐든 내 마음이 편하고 열심히 할 수 있는 쪽으로 생각하면 땡이다. 어차피 일일이 붙잡고 물어볼 것도 아닌데 뭐. 일단 나는 열심히 응원의 기를 발산할 테니 받아 주시길. 으합!

05

기왕 할 거면
제대로 운동하자

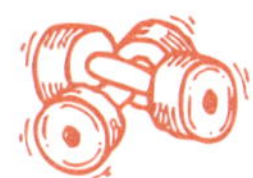 이 제목, 뭔가 이상하다.

아깐 제대로 운동해야 한다는 생각이 운동을 못하게 한다면서? 하지만 이건 좀 다른 이야기다. 생활 속에 운동을 끼워 넣는 것도 정말 중요하지만, 기왕 짬을 내서 운동하기로 했다면 제대로 해야 한다.

이 둘의 차이를 구분하는 것은 정말 중요하다. 소파에 드러누워 있을 시간에 천천히 걷는 것이야 당연히 좋다. 그런데 간혹, 운동하겠다고 나와서는 걷기보다 수다에 더 집중하거나, TV 보느라 사이클을 돌리는 건지 마는 건지 모를 경우가 있다. 그런 걸 보면 내가 막 빨리 돌려주고 싶다. 운동하러 나오려면 시간적 여유뿐만 아니라 큰 결심이 필요하다는 사실을 아니까. 그 결심이 너무 너무 아까워서 운동을 제대로 하게 만들어 주고 싶다.

특히나 운동하는 사람들을 보면서 제일 이해가 안 가는 것 중에 하나는 팔 벌려 뛰기 할 때 바른 자세로 안 한다는 점이다. 서킷트레이닝이나 워밍업으로 종종 팔 벌려 뛰기를 하면 다들 팔을 흐물텅 흐느적거리면서 대충 한다. 나는 이 시간에 뽑아낼 수 있는 칼로리는 다 뽑아내겠다는 느낌으로, 최대한 정석대로 하려고 하는 편이다.

운동하겠다는 결심과 시간, 그 얼마나 존경스럽고 숭고하며 아까운가. 그러니 노력에 덧붙여서 운동할 땐 집중하고 아래에 소개한 여러 가지 팁을 활용해 쓸 수 있는 데까지 에너지를 써 보자!

❶ 제대로 된 복장으로 운동하자

나는 운동하기 싫을 때 운동복을 입는다. 스포츠 브라부터 위아래를 다 입으면 '차려 입은 김에 운동을 해 볼까?' 하는 생각이 든다. 좋은 운동화를 새로 사면 조금 달려 볼까 싶고. 왜 다들 그렇지 않은가? 정말 몸 컨디션이 나빠도, 일부러 화장도 더 열심히 하고 좋은 옷을 입으면 '이렇게 꾸몄는데 집에만 있기 아깝지!' 하면서 현관문을 나서게 되듯이.

여자가 운동할 때 꼭 챙겨야 할 두 가지는 운동화와 스포츠 브라다.

운동화는 브랜드 상관없이 하려는 운동을 말하고 추천받으면 무난하게 신는다. 다만 운동화는 구두와 달라서, 발가락이 벌어지면서 놀 수 있는 여유가 있어야 한다.

그리고 스포츠 브라는 몸매가 더 안 좋아 보인다. 가슴을 약간 누르면서 잡아 주기 때문에 어쩔 수가 없다. 나는 함께 운동하는 언니들이 알려 줘서 처음 스포츠 브라를 접하게 되었는데…… 우와아아! 신세계였다!

가슴살이 빠지는 것과 처지는 것을 막아 주는지는 모르겠지만, 훨씬 편하게 운동할 수 있다는 건 분명하다. 일반 브래지어는 아래쪽만 받쳐서 뛸 때 위로 흔들리는 데 속수무책이다. 생리 직전에는 더 예민해져서 아플 때도 있고! 그런데 스포츠 브라는 위아래는 물론이고 옆으로 흔들리는 것까지 잡아 주므로 훨씬 편안하다.

❷ 운동하는 여성의 필수품, 스포츠 브라를 고를 때 주의사항

① 서포트 강도 확인하기

어떤 운동을 할지에 따라 하이/미디움/로우 서포트 중에 선택해야 한다.

요가나 스트레칭 같이 정적인 운동 : 로우 서포트
웨이트트레이닝, 등산처럼 중간적인 운동 : 미디움 서포트
러닝, 스피닝처럼 동적인 운동 : 하이 서포트

이런 식이다. 많이 움직이는 운동이면 하이 서포트를 입으

면 되는 거다. 그런데 보통 웨이트트레이닝을 한 다음에 유산소 운동을 하기 때문에 나는 거의 다 하이 서포트로 구매했다.

② 브라 캡이 있는지 확인하기

우리나라에서는 캡 없는 브라를 선호하지 않지만 간혹 브라 캡이 없는 스포츠 브라가 있으니 주의해야 한다.

③ 가슴둘레 / 컵 사이즈 중에 맞는 것 고르기

가슴둘레에 비해 컵사이즈가 크다면 S,M,L로 나눠져있는 브랜드보다는 75D, 80E 이런 식으로 일반 브라처럼 컵사이즈 별로 나누어져있는 브랜드를 찾자. 단순히 S, M, L 사이즈에 맞추다보면 가슴둘레가 약간 여유가 생겨서 가슴이 아래로 밀려날 수 있다.

④ 한 사이즈 작은 것 고르기

체중이 많이 나가는 편이고, 이제 막 운동을 시작한다면 한 사이즈 작게 입는 것을 추천한다. 스포츠 브라는 헐렁하게 입으면 거의 의미가 없는데, 입다 보면 늘어나기도 하고 살이 조금 빠지면 잡아 주는 느낌이 확 달라지기 때문이다.

⑤ 직접 입어 보고 사는 게 최고!

스포츠 브라의 디자인이 다양하다는 건 그만큼 우리 가슴 모양도 제각각이라는 뜻이다. 직접 입고 뛰어 보면 디자인마다 잡아 주는 느낌이 다르다. 부끄러워하지 말고 매장에서 꼭!! 입고 콩콩 뛰어 본 다음에 사자!

❸ 제대로 운동할 때 제일 중요한 것은 '집중'

안젤리나 졸리는 영화 〈툼 레이더〉를 촬영하려고 끝내 주는 몸을 만들었다. 그녀가 인터뷰에서 이런 말을 했다.

"한 동작을 대충 50번 하는 것보다 한 번을 하더라도 집중해서 해야 한다."

에어로빅을 배운다고 하면 많은 사람들이 동작을 잘 따라 하는 것에 신경을 쓰는데 사실 동작이 틀렸다고 해서 운동이 안 되는 것은 아니다. 그리고 틀리든 말든 동작을 큼직하게 따라 해야 오히려 더 빨리 익힐 수 있다. 주춤주춤, 머뭇머뭇, 쭈뼛쭈뼛 하지 말고 쫙쫙 따라해 보자.

❹ 좋다는 운동 동영상 무작정 따라 하지 말기

아무리 좋다는 운동 동영상이라도 모든 사람에게 맞지는 않다. 만약 동영상으로 처음 운동을 시작했다면 너무 어려운 것 말고 동작 하나를 차근차근 가르쳐 주는 것으로 시작하기를 권한다. 자세가 잡히고 동작이 몸에 익으면 그때부터 이것저것 섞은 긴 동영상을 고려하면 된다.

조급만 마음으로 막 시작하면 제대로 하기도 전에 관절이 상해서 운동을 못하게 될 수도 있다. 그러니 심호흡을 하고 천천히 기본을 다져 나가자. 그런 게 제대로 운동하는 거다.

06

다양한 운동을
시도해 보자

다들 완벽한 운동을 찾지만 그런 건 없다. 차라리 다양한 운동을 하면서 자신과 잘 맞고 흥미가 느껴지는 운동을 찾아보자. 나는 이것저것 해 보다가 내가 춤추는 것을 참 좋아한다는 사실을 알게 되었다. 그래서 에어로빅, 방송 댄스, 벨리댄스, 현대무용, 재즈댄스까지 '즐기면서' 했다. 그에 비해 클라이밍이나 요가는 나와 정말 맞지 않았다. 취향에 따른 호불호는 본인이 직접 해 봐야 안다. 다른 사람이 아무리 재미있다고 해도 내가 재미없으면 끝이다.

또 다양한 운동을 한다는 말은 그만큼 다양한 신체 부위를 쓰게 된다는 뜻이다. 새로운 근육을 쓰면 몸의 적응 현상을 막을 수 있고, 부상 위험도 줄어든다. 그런데 계속 같은 부위로만 운동하면 그 부위가 꾸준히 충격을 받게 되고 자연히 부상당할 위험이 커진다.

그리고 다양한 운동을 하게 되면 그만큼 핑계가 줄어든다. 내가 달리기밖에 안 하는데 집에 러닝머신이 없다. 그럼 비가 오는 날에는 운동을 안 하게 된다. 그렇지만 집 안에서 할 수 있는 운동을 하다보면 비가 오건 해가 쨍쨍하건 운동을 하게 돼 있다. 그래서 나는 이미 운동한다는 것을 전제로 하고 '오늘 그나마 하고 싶은 운동'을 찾는다.

'지금 내가 할 수 있는 운동 중에 뭐가 있지? 유산소라면 걷기, 조깅, 스피닝, 스윙, 아님 그냥 막춤? 웨이트트레이닝이라면 하체, 가슴, 등, 복부, 팔, 전신? 아니면 스트레칭이라도??'

이런 식으로 최소한 하나라도 걸리게 만든다.

내가 했던, 그리고 하고 있는 다양한 운동들을 소개한다.

❶ 웨이트트레이닝

나이 드는 것에 대비해서라도 이건 꼭 하자!!

요즘에는 이 운동의 중요성을 여기저기서 떠들어서 그런지 제법 많이들 알고 있다. 여자들이 웨이트트레이닝 한다고 울퉁불퉁 알통이 생기지 않는다는 사실도.

근육이 늘어나면 같은 무게의 지방보다 10배 이상의 칼로리를 소모한다. 그리고 지방보다 부피가 작아서 무게가 같아도 날씬해 보인다. 그리고 사람은 나이가 들면 근육이 줄고 기초대사량이 떨어져서 똑같이 활동하고 먹어도 점점 나잇살이 찌는데 근육 운동은 기초대사량을 늘려 주어서 더 좋은 체력으로 다양한 운동을 즐길 수 있다.

근육 운동 하면 보통 복근 운동을 많이 떠올리는데 사실 배의 근육은 너무 작다. 물론 운동 효과가 없지는 않지만 상대적으로 적기는 하다. 그래서 나는 칼로리나 기초대사량을 많이 쓰는 큰 근육 운동을 추천하고 싶다. 하체, 가슴, 등이 바로 몸의 3대 대 근육이다.

근육 운동을 할 때 제일 중요한 것은 집중! 본인이 하고 있는 자세가 어느 부위의 운동인지 떠올리면서, 그 부위의 감각을 느끼면서 운동하자. 쉽게 말해서 내일 그 부위에 근육통이 오길 바라는 마음을 담아 운동하면 된다. 내가 초반에 운동을 잘 못할 때는 가슴 운동을 하면 어깨가 아프고, 하체 운동을 하면 허리가 아파서 참 슬펐다.

그리고 체중이 많이 나갈수록 부상을 조심해야 한다. 체중이 근육이나 관절에 잘못 실리면 큰 부상으로 이어질 수 있기 때문이다.

운동 동작을 소개하는 책에 '주의'라고 쓰여 있는 부분을 유심히 살펴보고 맨몸이나 가벼운 것부터 시작하자. 처음에는 동작을 천천히 하는 것이 좋다. 급한 마음에 빠르게 동작을 따라하다가 우지끈 하고 다칠 수 있으니 여유를 갖자.

사실 초반에는 웨이트트레이닝에 재미 붙이기가 힘들지만 나는 주로 노래를 들으면서 박자를 맞추며 하니 슬슬 재미가 붙었다. 내가 생각하는 웨이트트레이닝의 진정한 재미는 무게 늘리는 것과 근육통! 무게를 조금씩 늘릴 때마다 내 스킬이 업그레이드되는 느낌이라서 은근히 신 난다. 그리고 운동한 부위가 다음 날에 딱 아파 주면 만족감과 약간의 쾌감이 생기기도 한다.

❷ 클라이밍

한창 운동하던 참이라 어지간해서는 근육통이 안 생겼는데 고작 한 시간 반 동안 몇 번 왔다 갔다 하고는 다음 날 어마어마한 근육통에 시달렸던 클라이밍. 아무래도 자기 체중을 지탱해야 하는 만큼 숨은 안 차도 땀이 줄줄 났다. 등과 하체의 힘은 그나마 버틸 수 있었는데, 손가락과 팔뚝이 너무 약해서 부들부들 떨렸다.

올라갔다 내려오고 다시 올라갔다 내려오면서 전신 운동을 하는데, 재미가 없지는 않았지만 겁 많은 나에게는 맞지 않았다. 올라가는 건 금방 익혀 놓고 내려오지를 못하는 치명적인 단점이 있었으니……. 그다지 높지도 않았는데 벽을 타고 내려오지도 못하고, 뛰어내리지도 못하고. 벽에 붙어서 낑낑 대기만 했다. 그냥 붙어 있기만 해도 운동이 됐지만 뒤에서 차례를 기다리는 분들에게는 스트레스를 안겨 주었을 것이다. 그러다 보니 어느새 내 차례를 양보하게 되고, 이런 저런 핑계를 대면서 빠지기 시작했다.

승부 근성이 있고 겁이 별로 없다면 클라이밍을 추천한다. 나는 승부 근성은 차고 넘치지만 의자에서 뛰어내리지 못하는 겁쟁이라서 영 안 맞았다. 아아.

❸ 벨리댄스

센터에서 살을 빼고 나온 후 우울감에 시달리며 집에서 폭식만 하고 있을 때였다. 이러다간 정말 큰일 나겠다 싶어서 벨리댄스에 등록했다.

'근데 난 클라이밍 등록하도고 안 가면서 땅이나 파고 있잖아? 이런 상황에서 벨리댄스를 등록하는 게 옳은 걸까?'

고민도 많이 했는데 계속 집구석에 처박혀 있느니 차라리 바깥 공기라도 쐬자는 생각으로 그냥 질렀다. 다행히 결과는 매우 좋았다. 운동에는 분명히 개인의 취향이 있다. 춤추는 걸 좋아해서 벨리댄스는 정말 신 나게 배웠다. 점점 밑바닥으로 가라앉고 있을 때, 운동 하나 시작했을 뿐인데 삶이 조금씩 제자리로 돌아왔다.

특히 자신의 아름다움을 발견하고 정신적인 힘을 얻을 수 있어서 무척 좋았다. 뱃살이 꿀렁꿀렁 접히는데도 오프라 쌤은 "거울을 보면서 지금의 자신이 가장 아름답다는 표정을 지으세요! 미소! 좋아요! 예뻐요!" 이러면서 가르쳐 주셨다.

일주일에 4일 수업을 들었는데 그 말을 계속 듣다 보니 힐링이 되는 느낌이었다. 스스로를 "예쁘다!" 하면서 바라볼 수 있게 해 주는 데 큰 도움을 줬다.

그런데 벨리댄스는 제대로 하는지 안 하는지에 따라서 운동량이 정말 달라진다. 골반 하나를 돌릴 때도 관절만 쓰면서 대충 돌리면 하나도 안 힘들고, 상체를 잡고 복근을 이용해서 돌리면 느낌 자체가 다르다. 그래서 수업이 끝나면 땀에 흠뻑 젖은 사람도 있고, 하나도 안 힘들어하는 사람도 있다. 만약 벨리댄스를 배우고 있는데 힘이 별로 안 든다면, 다음부터는 동작 하나하나에 정성을 담아서 해 보자. 그리고 가장 아름답다는 기분으로 하는 것도 잊지 마시고!

밸리댄스를 한 이후에 복부 쪽 살이 많이 줄었다. 조금은 여성스러운 허리 라인에 가까워졌다고 할까? 그리고 예상치 못한 효과가 있었으니 벨리댄스가 장운동에도 탁월한 효과를 발휘한 것이다. 변비로 고생한 적은 없지만 벨리댄스를 하고 나면 유독 장이 꾸륵 꾸륵 하는 게 건강해진 느낌이 들었다. 그래서 요즘도 장이 좀 불편하다 싶으면 집에서 혼자서 노래 틀고 벨리댄스의 기본 동작을 할 정도다.

그밖에도 에어로빅, 재즈댄스, 현대무용까지 다양하게 조금씩 배웠다. 춤의 가장 좋은 점은 안 쓰던 부분들을 쓰게 만들어 준다는 것이다. 엠넷의 〈댄싱 9〉을 보고 현대무용수 류진욱 씨의 팬이 돼서 '팬심'으로 현대무용을 배워 봤을 정도인데 웨이트트레이닝과는 또 다른 느낌으로 내 몸을 움직이는 법을 알게 돼서 정말 좋았다. 웨이트트레이닝에서 근육을 수축, 이완하는 법을 배웠다면 현대무용에서는 내 몸으로 움직임을 만들어 내는 법을 배웠다.

춤의 장점은 또 있다. 아무래도 동작을 잘 하려면 올바른 자세가 기본이라서 수업시간마다 바른 자세를 연습하는데 선생님들이 체크하고 교정해 줘서 도움이 많이 되었다.

❹ 마라톤

체력이 다시 떨어질 것이라고 생각해서 마라톤을 일생일대의 이벤트로 삼아 도전했었다. 그런데 다행히 재미를 붙여서 아직도 꾸준히 마라톤에 참가한다. 5킬로미터, 7킬로미터, 10킬로미터처럼 비교적 거리가 짧은 마라톤도 많고, 요즘에는 온몸에 색깔을 입는 컬러미래드, 마라톤 겸 미팅의 장인 싱글 런, 좀비가 되어 혹은 좀비에게 쫓기며 달리는 좀비 런 등 다양한 이색 마라톤들이 페스티벌처럼 열리고 있으니 한번 해 보길 권한다.

마라톤을 할 때는 무리하지 않도록 조심해야 한다. 특히 체중이 많이 나간다면 뛰는 것만으로도 무릎에 과한 충격을 줄 수 있다. 한번 부상을 입으면 그 부위가 약해져서 계속 다칠 수 있고, 그 부분을 보호하느라 반대쪽이 상할 수도 있으니 주의하자.

나는 처음에는 무작정 뛰었는데 언젠가부터 잘 달리는 법을 배우고 싶었다. 달리기의 장점은 특별한 장비 없이 운동화와 내 몸만 있으면 할 수 있고, 마음대로 강도를 조절할 수 있다는 점이다. 그래서 자세와 호흡을 제대로 배우면 도움이 되겠다 싶었다.

그러다가 네이버의 오픈케어 카페를 알게 되었다. 달리기 교실 대부분은 2~3개월 동안 일주일에 한 번씩 수업받는 형식이라 매주 나가기 어려웠던 나로서는 선뜻 신청하기 어려웠다. 그런데 오픈케어에서는 한 번씩 교육을 들으러 갈 수 있었고, 기록을 중시하는 마라토너뿐만 아니라 나 같은 초보 러너도 환영하는 분위기라서 참석해 봤다. '긍정의 오픈케어'라는 모토처럼 다들 에너지가 넘치고 친절했다. 그리고 몸을 보호하면서 달리는 진정한 달리기 방법을 배울 수 있었다. 요즘에는 다양한 달리기 동호회가 있고, 자신의 지식을 전달하고 싶어 하는 숙련된 러너들도 많으니 무식하게 막 뛰지 말고 한번쯤 배워서 잘 달려 보자.

내가 느끼기에 중요했던 팁 두 가지를 정리하면 이렇다.

① 빨리 달리기 전에 뛰는 자세를 익히자

러닝머신에서 뛰라고 하면 사람들이 제일 먼저 뭘 할까?

"띠리리리리리리리리릭!"

정답은, 속도를 올려 버린다! 그런데 뛰는 자세를 익히기도 전에 속도를 올리면 자세는 더 망가진다. 그럼 어떻게 해야 될까? 속도를 올리기 전에 뛰어 보자. 속도를 6.0 심지어 5.0으로 놓아도 보폭만 작게 하면 얼마든지 시원하게 달릴 수 있다. 뛰면서 발이 쿵쿵 떨어지지 않는지 소리에 귀를 기울이자. 무릎을 쭉 뻗은 상태로 바닥에 떨어뜨리지 말고, 무릎을 살짝 굽히면서 충격을 흡수하면 똑같은 무게라도 소리가 작아진다. 러닝머신이 없다면 제자리 뛰기도 좋다. 마찬가지로 발에서 쿵쿵 소리가 들리지 않도록 주의하자.

② 힘을 낭비하지 말자

오래, 멀리 달려야 하는 마라톤에서는 힘을 아껴야 한다. 괜히 불필요한 부분에 힘이 들어가면 나중에 통증이 생기기도 한다. 달리면서 힘을 줘야 할 때는 언제냐고? 바로 앞쪽 허벅지에 힘을 줘서 무릎을 들어 올릴 때와 팔꿈치를 뒤쪽으로 당겨 줄 때다.

나는 평소에 허벅지를 들어 올리는 것보다 다리를 미는 것에 집중했다. 그런데 내가 발을 뒤로 팍! 찬다고 해서 내가 피용! 하고 튀어나가지도 않고 괜히 뛰고 나서 아킬레스건만 아파 왔다. 허벅지를 위로 들어올리고 그냥 놓기만 해도 중력 때문에 다리는 자연스럽게 떨어지는데 그 동안 나는 발로 바닥을 열심히 차고 있었다. 쓸데없이 힘을 낭비하고 종아리가 아픈 방법으로 달리고 있었던 것.

그래도 힘을 많이 써야 칼로리를 소모하는 데 좋지 않겠느냐고 생각할 수도 있다. 그러나 유산소 운동의 질을 높이려면 더 빠르게 또는 더 오래 뛰어야 한다. 그러니 쓸데없이 나가는 에너지를 아껴 두는 편이 좋다.

❺ 순환 운동

이건 진짜 온몸을 단시간에 지치게 하는 운동법이다. 물론 얼마나 열심히 하는지에 따라서 다르겠지만 나는 점점 스스로에 대한 승부욕이 생겨서 마지막 세트쯤 되면 남은 에너지를 다 불살라 버렸다. 힘들었지만 한편으로는 뿌듯하고 좋았다.

이름에 '순환'이라는 단어가 붙어 있는 데서 알 수 있듯이, 무산소 운동인 웨이트트레이닝과 유산소 운동을 쉼 없이 반복하는 운동법이다. 단시간에 많은 칼로리를 소모할 수 있대서 다이어트용 운동으로 한창 주목을 받았다. 그리고 다른 운동은 하나의 '목적'을 정해서 그 능력치를 올리는 데 집중한다면 순환 운동은 몸을 다양한 방법으로 움직이며 심폐지구력, 근지구력, 민

첩성, 밸런스 등 온몸의 능력치를 올릴 수 있다.

"그럼 순환 운동은 완벽한 운동법인가요?"

이건 활용하기 나름이다. 스스로 운동 강도나 속도를 조절하니 대충하려면 정말 대충할 수 있다. 나도 가끔은 트레이너가 볼 때만 열심히 하기도 했다. 당연히 효과는 없지만.

그리고 그것보다 더 중요한 게 있다. 운동 강도가 높고 다양한 동작을 하다 보니 그만큼 다칠 위험도 높아진다. 웨이트트레이닝에서도 언급했던 부분이지만, 체중이 많이 나갈수록 부상을 입을 가능성이 커진다. 기구를 들고 있지 않아도 급하게 자세를 취하다가 삐끗하면 큰 부상으로 이어질 수 있으니 각별한 주의가 필요하다.

07

운동에 중독되지 않게
조심하자

한창 운동만 하던 때가 있었다. 운동이 모든 스케줄의 기준이 되고, 먹고 나면 먹은 만큼 운동해야 한다고 생각했다. 몸이 아파도 신경 쓰지 않고 강박적으로 했다. 그러다가 트레이너 쌤한테 혼이 났다.

"운동을 너무 일처럼 하는데요? 계속 그렇게 버티기는 힘들어요."

그렇지만 나는 쌤의 충고를 무시하고 무리하다가 왼쪽 무릎을 다쳤다. 살짝 다쳤는데도 그 다음부터 다른 부위보다 훨씬 더 부상이 잦았다. 왼쪽 무릎에 신경 쓰다 보면 오른쪽 다리에 더 부담이 가기도 했고. 그렇게 운동 중독의 위험성을 직접 몸으로 배웠다.

운동하면서 참아야 하는 통증과 참으면 안 되는 통증을 구분하기도 어려웠다. 처음에는 무슨 통증이든 생기기만 하면, 그게 설령 근육이 자극되면서 생기는 통증이라도 큰일 나는 줄 알고 멈췄지만 나중에는 아파도 참고 운동했다. 운동이 끝나고도 한동안 계속 아파도 또 운동을 했었다.

결론부터 말해서, 근육이 자극되면서 느껴지는 통증과 부상에 따른 통증을 구분하는 것은 정말 중요하다. 우선 근육이 자극되는 게 어떤 느낌인지 알아보자. 오픈케어 달리기 교실에서 배운 것이다. 어렸을 때 하는 '쥠쥠'을 기억하는가? 주먹을 가볍게 쥐었다 폈다 하는 것. 그 '쥠쥠'을 딱 300번만 해 보자. 팔뚝이 쫀득쫀득하게 조여 드는 느낌이다. 300번으로 안 느껴지면 500번 해 보면 안다.

오픈 케어의 함연식 프로의 말을 빌리자면 이렇다.

"나사를 조이는 것처럼 죄어드는 통증은 참아야 하는 통증이고, 망치로 두들기듯이 쿵쿵! 느껴지는 통증은 참으면 안 되는 통증이에요."

이제 좀 차이가 느껴지시는지? 그런데 아무리 조심해도 운동하다가 부상을 당할 가능성은 있다. 혹시라도 그렇게 되면 응급처치법 'RICE'를 기억하자.

* Rest(휴식) : 부상 부위를 움직이지 않는다.
* Ice(얼음찜질) : 부기와 통증을 줄이기 위해서 얼음찜질을 해 준다.

＊ Compression(압박) : 부어오르는 부위를 감아 주는 것도
좋다. 압박 부위 아래쪽으로 부어오르거나, 색이 변하거
나, 압박 부위가 두근거리는 느낌이 든다면 너무 세게 압
박했다는 신호이니 주의한다.

＊ Elevation(거상) : 부상 부위를 베개 등으로 받쳐서 심장보
다 높은 위치에 두면 부종과 염증을 줄일 수 있다.

점점 심해지거나, 5일 이상 지속되거나, 붓기나 열감이 동
반된 통증, 약이나 압박 붕대 등을 이용하지 않으면 너무 아파서
움직일 수 없는 통증이 올 때는 당장 병원으로 달려가자.

무조건 먹은 만큼 운동해야 한다고 생각하면 참 힘들다. 나
는 그렇게 생각하면서 더 많이 먹고 그만큼 운동을 더 하게 됐
다. 그럼 간단하게 '플러스, 마이너스, 제로!'라고 생각했는데 몸
은 그렇게 단순하지 않았다. 먹은 것을 소화시키고 운동하느라
칼로리를 쓰면서 피로도가 차곡차곡 쌓여 어느 순간에 훅 나가
떨어지고 말았다.

운동과 먹을 것을 연결해서 생각하면 나처럼 괜히 허덕이게
될 수 있다. 운동 여부와 상관없이 먹을 양을 결정하고, 먹은 양
과 상관없이 체력에 따라 운동 정도를 조절하자.

08

스트레칭과 마사지로
나를 돌보는 시간을 가지자

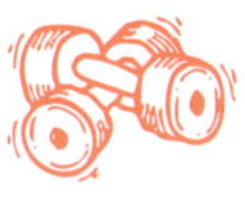 "나를 돌보는 시간이라니 이게 무슨 뚱딴지 같은 소리야?"

이렇게 생각할지도 모르겠지만 나에게 스트레칭과 마사지는 몸매 관리 비법이자 스스로를 소중히 여기는 방법이다.

몸매 관리 효과를 논하기 전에 우선 셀룰라이트 이야기를 해 보겠다. 셀룰라이트가 어떤 것인지 정확히 아는 사람은 별로 없다. 살이 울퉁불퉁해지는 게 아니냐고? 뭐, 사실 나도 의대에서 배워 본 적은 없고 비만 공부를 하면서 제대로 알게 되었다. 엄밀히 따지면 이 단어는 의학 용어도 아니다.

피부 아래에 그물망이 있다고 상상해 보자. 거기에 풍선처럼 늘어날 수 있는 지방세포들이 쏙쏙쏙 들어가 있다. 살이 찌면 그 풍선들이 커지는데 그물망은 변하지 않는다. 그러면 그물망이 피부와 연결된 부분은 푹 패고, 아닌 부분은 풍선처럼 늘어난 지방들이 울룩불룩 튀어나오게 된다. 그 모양을 겉에서 본 게 울퉁불퉁한 셀룰라이트다!

그런데 셀룰라이트는 미관상 보기 안 좋은 것에서 그치지 않는다. 신체 구조적인 악영향도 끼치니 말이다. 그물망에는 혈액과 체액이 순환되는 통로인 혈관, 림프관이 들어있는데 그것들이 지방 덩어리들에 눌린다. 그나마 심장이 쿵쿵 뛰면서 힘껏 피를 보내 주는 혈관인 동맥은 들어오는데 그 부위에서 피가 잘 나가지 못한다. 따라서 그 주변에 지방이 잘 쌓이는 반면 잘 쓰이지도 못한다. 다이어트를 하다 보면 잘 안 빠지는 부분이 생기고, 유독 그 부위에 살이 붙는 것도 이런 이유 때문이다.

물론 주사나 기구 등을 이용하면 그렇게 압박받는 부분을 풀어 줄 수 있다. 식단을 조절하고 운동을 병행하면 더 효과가 좋다. 하지만 역시나 돈이 드는 데다가 국소비만이 아니라 전신에 지방이 퍼져 있는 상황이라면, 주사와 시술은 나중을 위해 미뤄 두라고 하고 싶다.

그 대신에 스트레칭과 마사지를 권하고 싶다. 물론 시술처럼 즉각적인 효과는 없지만 꾸준히 하면 조금씩 효과가 난다. 여전히 셀룰라이트가 몸 구석구석에 있기는 하다. 예전에는 팔뚝에 정말 '옥수수'가 있었는데 이제는 오돌토돌한 정도로 바뀌었다. 즉, 장기적으로 몸매 관리하기에 좋다는 말씀!

그리고 스트레칭과 마사지하는 시간은 자신을 돌보는 시간으로 활용할 수 있다. 스트레칭 하면서 가볍게 훅훅 들이쉬는 사람은 별로 없을 것이다. 자기도 모르게 심호흡을 하면서 몸 구석구석이 이완되는 게 느껴진다. 그러면 마음속에 응어리졌던 것들도 같이 스르륵 풀린다. 갑작스럽게 반동을 주지 말고 천천히, 깊게 숨을 들이쉬고 몸에 힘을 쭈욱 빼면서 이완시켜 보자. 꼼꼼하게 하면 시간도 가고 마음도 안정되어서 느닷없는 폭식의 욕구를 다스리는 데도 좋다.

셀프 마사지는 어떨까? 샤워하면서, 보디로션을 바르면서 할 수 있을 만큼 간편하다. 마사지할 때는 몸 안쪽으로 모든 피로물질과 노폐물이 들어올 수 있도록 손끝에서 겨드랑이 쪽으로, 발끝에서 허벅지 쪽으로 쭉쭉 끌어당긴다. 그럴 때면 '이놈의 살들!!' 하고 외치고 싶어지지만 괜히 우울해지니까 최대한 좋게 좋게 하려고 노력한다.

"지방들아… 잘 써 줄 테니 얼른 나와라, 나와라."

이렇게 흥얼거리면서.

아, 마사지를 잘하는 비법 하나 소개! 로션을 약간 모자라게 바르면 좋다. 처음에 보디로션을 바르기 시작했을 때는 내 몸의 표면적이 너무 넓어서 로션이 쭉쭉 줄어드는 게 싫었다. 그래서 아껴 발랐는데 그러다 보니 오히려 더 꼼꼼하게 마사지하게 됐다. 대충 치덕치덕 바르고 "끝!"이 아니라 구석구석 밀어 주고, 당겨 주고, 흡수시키자. 마사지 효과를 제대로 보려면 로션을 '정성껏' 바르는 게 포인트!

09

"오늘 정말
못하겠어?"

나를 꾸준히 운동하게 만들어 준, 가장 소중한 질문이다. 가끔 열심히 운동하는 나를 보면서 내가 운동을 좋아하게 됐다고 생각하는 분들이 있다.

안타깝게도 나는 아직도 운동을 썩 좋아하지 않는다. 내가 그나마 좋아하는 춤을 떠올려도 맛있는 음식을 생각할 때만큼 좋지는 않다. 그래서 '오늘 운동하고 싶어?'라는 말을 들으면 솔직히 귀찮고, 놀고 싶고, 그냥 드러누워서 미드나 보고 싶다.

하고 싶은지 물어봐야 대답은 뻔하다. 그 대답이 내 건강에 별 도움이 안 되는 것도 자명하고. 그런데도 굳이 스스로에게 그 질문을 던져서 시험에 들 필요는 없다. 반대로, 정말 진심으로 '못 할' 상황인지 물어보자. 정말로 운동을 못 할 만큼 피곤하고 몸이 안 좋거나 시간이 없는가?

"스트레칭도 못하겠어? 정말 10분의 시간도 없어?"

그러면 보통 대답은 이렇다.

"끄응… 할 수…… 있지."

이런 대답이 나왔다면 10분이라도 걷고, 근육 운동을 한다. 정 안되면 누운 상태로 스트레칭이라도 한다. 그리고 해 보면 알 겠지만 시작이 어렵지 10분쯤 하다 보면 30분, 길게는 한 시간 도 하게 된다. 하기 싫은 마음이 들 때면 '오늘 정말 못하겠어?' 라고 진지하게 물어보자.

이밖에 "오늘 운동하고 싶어?"라는 자매품 질문도 있다. 보 나마나 대답은 뻔하다. 당연히 하기 싫겠지. 그러면 이렇게 바꿔 서 물어보자.

"그나마 어떤 운동을 하고 싶어?"

이 질문에는 이미 운동하겠다는 의지가 들어 있고, 그저 어 떤 운동을 할지 세부사항을 고민하게 만든다. 다양한 운동을 익 혀 두었다면 선택지가 많아서 편해진다. 그러니 실내에서, 특히 집에서 아무것도 없이 맨몸으로 할 수 있는 운동은 하나라도 익 혀 두자. 뭐, 사실 그런 건 많다. 제자리걸음, 스쾃, 푸시업도 다 운동이다. 난 가끔 저녁 때 노래를 틀어놓고 혼자 막춤을 추기도 한다. 아랫집에 방해가 되지 않게 뛰지는 않지만.

그럼 운동이 안 될 것 같다고? 그렇지 않다! 다리를 살짝살 짝 굽히면서 격렬하게 몸을 움직이면 조용하면서도 힘들고 재미 도 있다. 물론 가끔 혼자서 춤추다가 가족이 들어와서 민망해질 수도 있지만 사소한 부작용이니 넘어가 주자. 스트레스도 팍팍 풀리니 혼자 추는 막춤도 추천!

아참, 헷갈리기 쉬운 것이 있다. 몸이 정말 컨디션이 안 좋아서 운동하기 싫은 것과 게으름부리느라 운동하기 싫은 것은 어떻게 구분할 수 있을까? 그럴 때 가장 좋은 방법은 운동을 가볍게 시작해 보는 것. 시작하고 나서 컨디션이 점점 좋아지면 게으름이었던 거고, 몸 상태가 더 안 좋아진다면 그건 쉬어야 된다는 신호다. 잘 쉬는 것도 운동의 정말 중요한 한 부분이니 필요하다면 푹 쉬는 지혜를 발휘해 보자.

"오늘 정말 못 하겠어?"와 "그나마 어떤 운동을 하고 싶어?"는 내 무거운 엉덩이를 움직이게 만들어 주는 마법의 주문이다. 여러분도 자기 컨디션을 잘 파악하되 괜히 핑계대고 운동하기 싫어질 때면 이 주문을 외워 보라.

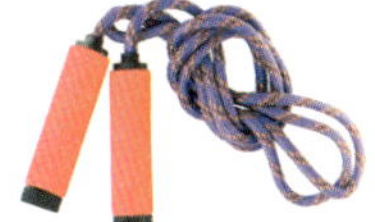

20대 후반,
드디어 꿈이 생기다

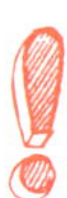

나는 거의 30년을 살면서 그동안 하고 싶은 일이 없었다. 꿈이 없었다. 어쩌다 보니 의사가 되었고, 의사가 된 후에도 주어진 일에는 최선 또는 그 이상을 다했지만 딱히 의사로서 일하고 싶지는 않았다. 의과대학 공부며 환자 보는 것이 재미있다고 느낀 적은 꽤나 많았지만 내가 이 세상에 의사하려고 태어났다는 느낌은 결단코 받은 적이 없었다. 그래서 꿈이 있는 사람, 하고 싶은 것이 있는 사람이 부러웠다. 나는 정말 열정이 넘치는 사람인데, 이 열정을 쏟아부을 곳이 없어서 초조하기도 했다.

그런데 이번에 건강을 되찾으면서 드디어 하고 싶은 일들이 생겼다. 나처럼 딱히 아프지는 않지만 건강하지도 않은 사람이 건강해지도록 도와주는 역할을 하고 싶었다. 반드시 의사가 해야 할 일은 아니지만, 의학적 지식이 도움이 될 수 있는 분야라고 느꼈다. 그래서 꾸준히 건강 검진에 관련된 일을 하고 있고, 한편으로는 내 경험을 살려서 비만에 관한 일들을 벌리고 있다.

주변에서는 '전문의가 되는 길 = 레지던트'에서 벗어난 나를 많이 걱정하고 있다. 우리나라에서는 워낙에 전문의가 대세니까. 전문의도 아닌 일반 의사 주제에 무슨 그런 일들을 벌이느냐고, 네가 무슨 전문성이 있다고 그런 이야기를 하느냐고, 또 전문의가 아닌 네 이야기를 들어 줄 사람이 있겠느냐고들 한다. 하지만 전문의가 되려고 레지던트에 지원하는 것보다 더 우선해야 할 일이 생겨 버렸다.

살 빼고 나오면서 방법은 잘 몰라도 어쨌든 하고 싶었던 꿈이 세 가지 있었다. 내가 생각해도 허황된 꿈인 것 같아서, 그것을 이루는 데 10년 정도 걸릴 것이라고 막연히 생각했다.

첫 번째 꿈, 강의하는 것.

누가 불러 주지 않아도 자기가 강의를 열고 수강 인원을 모집할 수 있는 '위즈돔'이 있다는 사실을 알고 열어 버렸다. 그렇게 첫 번째 꿈을 1년도 채 안 돼서 이뤄 버렸다.

두 번째 꿈, 비만 익명 모임을 만드는 것.

이것도 '내가 어떻게 열겠어?' 생각하고 있다가 '그냥 장소만 빌리고 사람을 모으면 되는 거 아냐?'라고 생각을 바꿨더니 바로 꿈을 이룰 수 있었다.

마지막 꿈, 책을 쓰는 것.

블로그하면서 글을 쓰기는 했지만, 아무래도 책을 쓰는 것까지는 꽤 오래 걸릴 것이라고 생각했다. 그런데 블로그를 꾸준히 하고, 모임도 하다 보니 출판사에서 먼저 연락이 왔다. 그리고 지금 나는 책을 내기 위한 글을 쓰고 있다.

레지던트를 하면서는 이런 꿈들을 이루지 못했을 것이기에 전문의가 되는 길에서 벗어난 것을 후회하지 않는다. 물론 전문의는 대단하다. 나보다 몇 배, 어쩌면 몇십 배는 더 대단한 사람들이다. 그런데 그런 사람들에게는 보통 사람들이 안 보일 때가 있는 것 같다. 앞으로 전문의 공부를 해야겠다고 생각할 수도 있겠지만 일단은 보통 사람으로서 주변의 보통 사람들과 함께 건강을 향해 한 발짝 한 발짝 걸어가고 싶다.

이렇게 꿈을 이루어 나가면서, 질병은 없지만 건강하지 않은 사람을 돕겠다는 것보다 더 큰 비전이 하나 더 생겼다.

'건강은 돈 있는 사람만 누리는 특권이 아니다!'

이 비전을 어떻게 펼쳐 나가야 할지는 아직 잘 모르겠다. 지금은 일단 열심히 비우기 모임을 주최하고 있다. 그리고 건강에 운동이 빠질 수 없으니 생활 체육 지도자 자격증과 국제 퍼스널 트레이닝 자격증을 따기도 했다. 올해는 완전히 다른 자격증을 하나 더 준비하려고 하는데…… 떨어질지도 모르니까 아직은 비밀이다.

그래도 역시 제일 중점을 두고 있는 것은 비만 자조 모임인 비우기 모임이다. 다이어트 산업이 붐을 일으키면서 운동 프로그램, 약, 시술 등이 생겨나고 왠지 돈이 있어야만 살을 뺄 수 있을 것 같아졌다. 나는 그 구석에서 나름대로 열심히 꿈틀거리고 있다. 누구는 음료값이라도 받으라고 하지만 혹시라도 그 값이 부담되어서 못 나오는 분이 있을까 봐 그냥 무료로 진행하고 있다. 비우기 모임은 내 심신 건강에도 좋지만, 비전을 현실화하는 수단이기도 하니까 열심히 진행해 보고 있다.

앞으로 또 무슨 일을 벌일지 모르겠지만 오래 걸려서 찾은 꿈인 만큼 아껴 둔 열정을 맘껏 쏟아부어 주련다!

정말 솔직한 내 이야기를 담은 이 책이 건강과 다이어트로 인해 고민이 많았던 사람들에게 도움이 되기를 바란다.

– 다닥 김유현

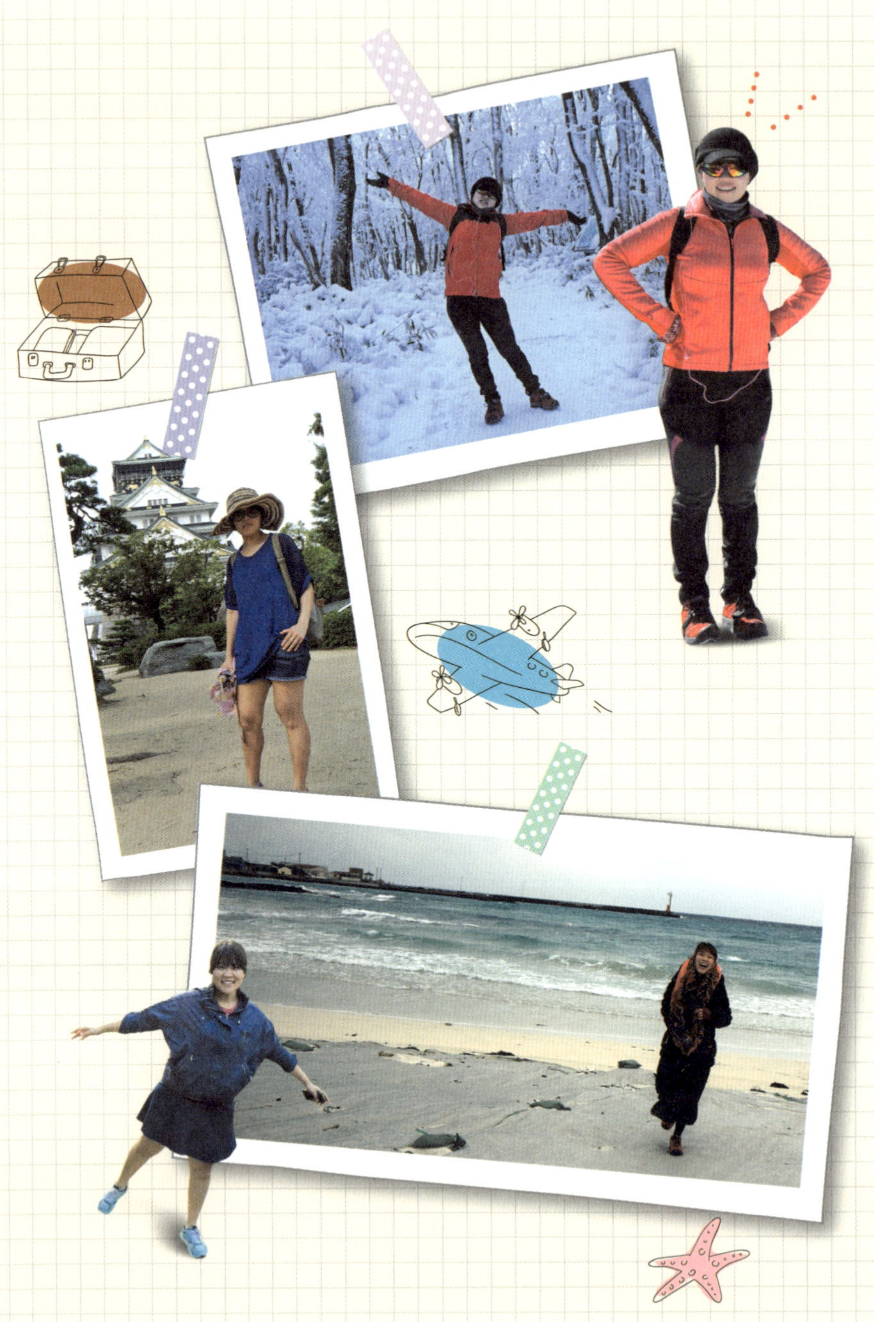

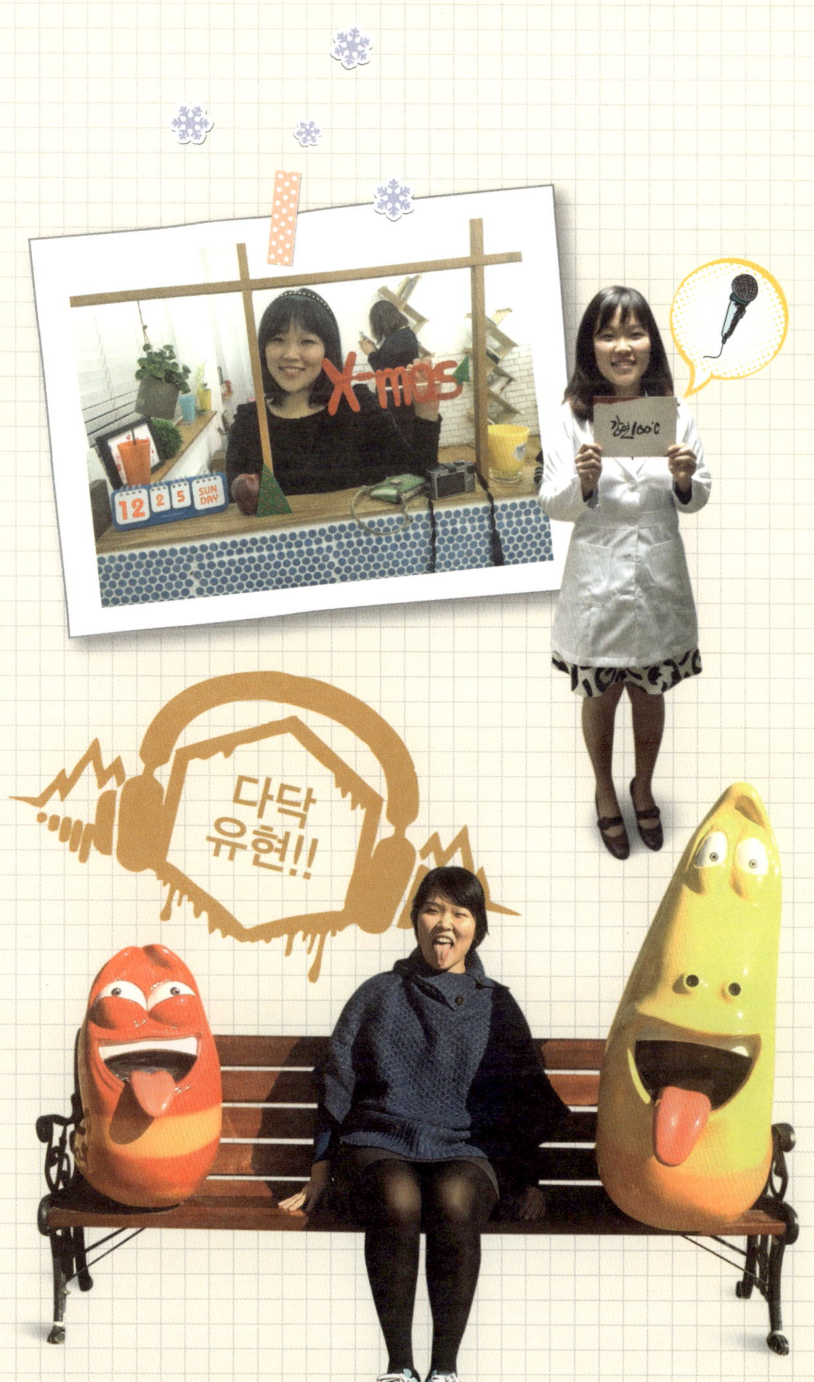
X-mas
12 2 5 SUN DAY
강의 100℃
다닥
유현!!

뚱뚱해도 괜찮아

초판 1쇄 발행 2015년 5월 30일

지은이 김유현
펴낸이 한승수
펴낸곳 문예춘추사
편 집 고은정
마케팅 심지훈
디자인 오성민

등록번호 제300-1994-16
등록일자 1994년 1월 24일
주 소 서울특별시 마포구 연남동 565-15 지남빌딩 309호
전 화 02 338 0084
팩 스 02 338 0087
블로그 moonchusa.blog.me
e-mail moonchusa@naver.com
ISBN 978-89-7604-241-5 13510

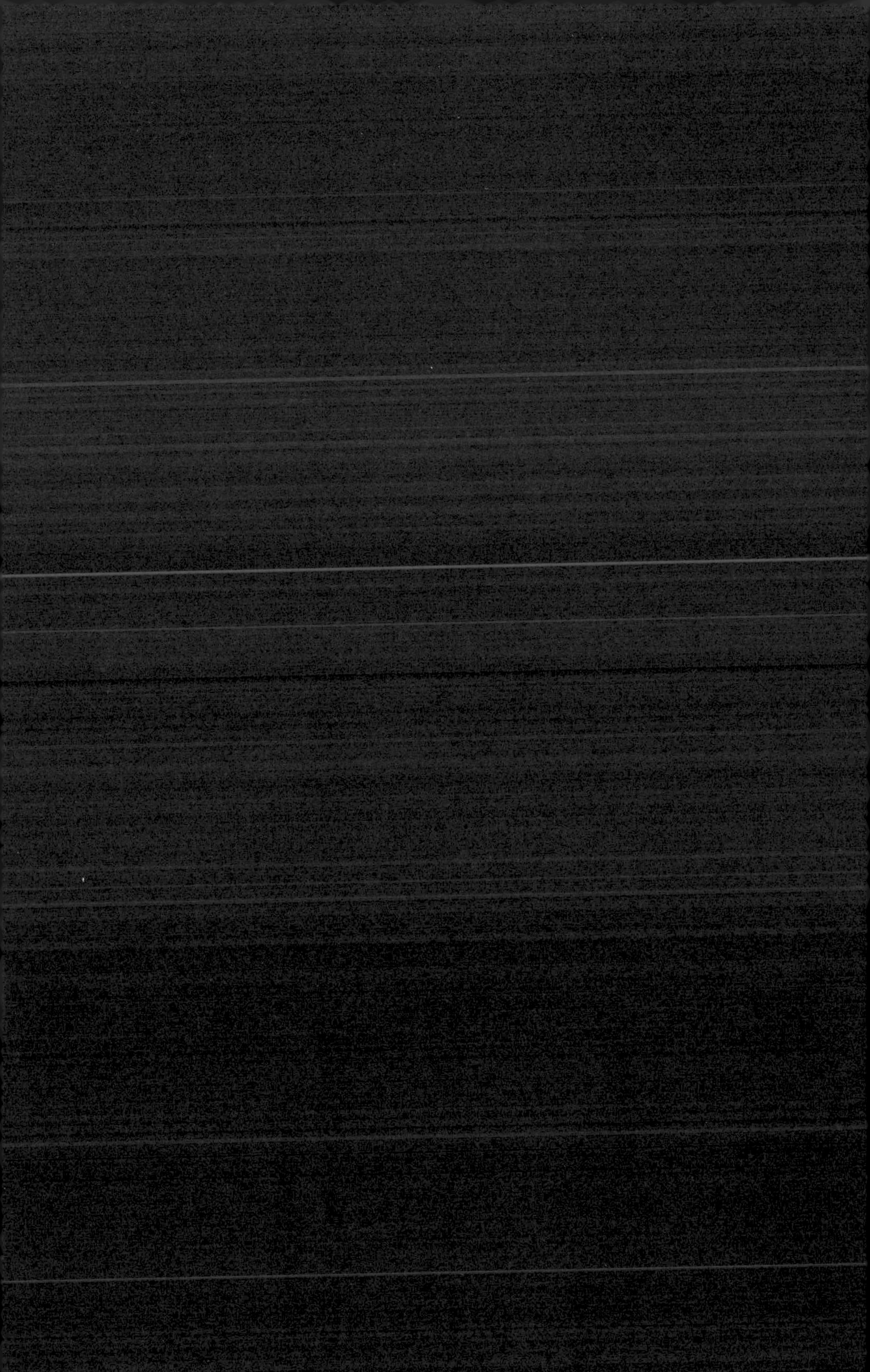